# DECOLONIZANDO MEU CORPO

# AFUA HIRSCH

# DECOLONIZANDO MEU CORPO

uma exploração radical dos rituais e da beleza

Tradução
STEFFANY DIAS

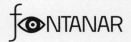

Copyright © 2023 by Afua Hirsch

O selo Fontanar foi licenciado para a Editora Schwarcz S.A.

*Grafia atualizada segundo o Acordo Ortográfico da Língua Portuguesa de 1990, que entrou em vigor no Brasil em 2009.*

TÍTULO ORIGINAL Decolonising My Body: A Radical Exploration of Rituals and Beauty

CAPA Julia Custódio

IMAGEM DE CAPA TETIIZ (Stephanie Gonçalves)

PREPARAÇÃO Ana Clara Werneck

REVISÃO Adriana Bairrada e Aminah Haman

Dados Internacionais de Catalogação na Publicação (CIP)
(Câmara Brasileira do Livro, SP, Brasil)

Hirsch, Afua
  Decolonizando meu corpo : Uma exploração radical dos rituais e da beleza / Afua Hirsch ; tradução Steffany Dias. — 1ª ed. — São Paulo : Fontanar, 2025.

  Título original : Decolonising My Body : A Radical Exploration of Rituals and Beauty.
  ISBN 978-65-84954-67-0

  1. Beleza pessoal – Aspectos políticos 2. Beleza pessoal – Aspectos sociais 3. Cultura da beleza 4. Mulheres negras 5. Usos e costumes I. Título.

| 24-245323 | CDD-391.2 |
|---|---|

Índice para catálogo sistemático:
1. Aparência pessoal feminina : Costumes   391.2

Cibele Maria Dias – Bibliotecária – CRB-8/9427

Todos os direitos desta edição reservados à
EDITORA SCHWARCZ S.A.
Rua Bandeira Paulista, 702, cj. 32
04532-002 — São Paulo — SP
Telefone: (11) 3707-3500
facebook.com/Fontanar.br
instagram.com/editorafontanar

*Este livro é uma oferenda*

# Sumário

Prólogo — Farta ............................... 9

Introdução — Decolonizando .................... 19

1. Sangue....................................... 31

2. Beleza ...................................... 73

3. Sexualidade ................................. 119

4. Pele ........................................ 168

Epílogo — Morte .............................. 195

Créditos das imagens .......................... 219

Agradecimentos ............................... 221

Notas ........................................ 227

# Prólogo
## Farta

*Pessoas desta era, vocês são tão pequenas
comparadas aos seus ancestrais.*

Provérbio antigo do Mali

Um mês depois da publicação do meu primeiro livro, *Brit(ish)* [Quase britânica], tive um encontro que mudou a minha vida.

Eu estava na estreia de um filme no Southbank, em Londres, no maior cinema dessa que é a minha cidade natal. A exibição de *Uma dobra no tempo* seria seguida por uma sessão de perguntas com o esplêndido elenco: além da diretora, Ava DuVernay, estavam lá as protagonistas, Oprah Winfrey, Reese Witherspoon e Storm Reid. Como uma aluna aplicada, sentei-me na primeira fila. Em outras circunstâncias eu teria ficado impressionada com todo aquele panorama de artistas incríveis. Mas, naquele dia, eu só tinha olhos para Oprah.

Durante grande parte da minha vida, Oprah foi *a* mulher negra globalmente icônica e audaz. O programa de TV que levava seu nome, apresentado com atitude e graça, durou nada menos que 25 anos. Não consigo me lembrar de algum período da minha infância sem que ele existisse. Posteriormente ela fundou a OWN (Oprah Winfrey Network), uma rede de televisão e império empresarial dedicado a destacar e amplificar as histórias, vozes e memórias, assim como o futuro de mulheres negras. Sempre admirei Oprah por sua luta, seu crescimento pessoal e compromisso com a verdade, e pela forma como usou essas experiências para influenciar a sociedade. Mais tarde passei a me identificar com ela também por ter iniciado minha jornada na TV aberta, espaço conhecido por ser o mais hostil de todos.

Sempre que essa hostilidade ameaçava abalar Oprah, ela olhava para uma pintura que tem em casa chamada *To the Highest Bidder* [Para o maior lance]. Nela, uma jovem mãe está prestes a ser separada da filha depois de a menina ter sido vendida em um leilão de escravizados. "Não saio de casa sem passar por aquele quadro", disse Oprah ao entrevistador. "Todos os dias da minha vida me lembro de onde vim, e preciso me lembrar porque nunca quero esquecer."[1] Em outra entrevista ela revelou que, quando enfrenta adversidades no trabalho, entra no closet do escritório e mentaliza o poema de Maya Angelou "Our Grandmothers" [Nossas avós]. "Eu chego sozinha, mas me posiciono como 10 mil", afirmou Oprah, parafraseando a poderosa frase de Angelou. "Eu levo isso comigo. É o que me move."[2] Oprah é uma sábia sem igual.

Na época da estreia do filme, eu passava bastante tempo no meu próprio "closet do escritório". Na verdade era só um espaço pequeno e sem janelas, com um espelho e uma tábua de passar, onde eu me preparava antes das minhas participações como convidada regular no programa *The Pledge*. A premissa era simples. Toda semana formava-se um painel, do qual eu fazia parte, com cinco pessoas (apresentadores e personalidades), e cada uma escolhia um assunto da atualidade.

Então, um por vez, apresentávamos nosso tema aos demais, com uma análise própria, e depois abríamos para o debate. A bancada deveria refletir uma ampla gama de perspectivas sociais: gente de esquerda e de direita, progressistas e conservadores, pessoas brancas e de grupos minoritários, mais velhas e mais jovens, representantes política e culturalmente diversos.

Apareci no programa pela primeira vez em 2017. Para contextualizar, foi apenas alguns meses depois de o Reino Unido ter votado para sair da União Europeia, em uma onda populista e nacionalista. Pouco antes, Donald Trump fora empossado presidente dos Estados Unidos. Na época eu acreditava que até mesmo nosso programa de notícias, cada vez mais polarizador, poderia gerar um diálogo fundamentado e saudável, bem como um debate construtivo. Dado o que estava acontecendo no mundo, o diálogo parecia mais importante do que nunca. Essas conversas estão acontecendo, eu pensava, sobre o Brexit, a imigração, a desigualdade social, as identidades de gênero e o antirracismo. É melhor que sejam formadas também por vozes como a minha e como as de pessoas que se identificam com a minha perspectiva mas dificilmente são ouvidas. Aos 36 anos, eu era a debatedora mais jovem do grupo e uma das duas únicas mulheres racializadas. Me dediquei bastante, pesquisando e refletindo a fundo os tópicos que discutíamos. Eu achava que o programa poderia instruir as pessoas que não estavam acostumadas a ouvir os fatos e as análises que eu levava para o debate. No mínimo esperava que o programa pudesse ampliar a percepção e até a empatia em tempos profundamente polarizados e polarizadores.

Até que parei. Perdi o encanto por esse modo de pensar, e foi brutal. Nossa política estava mudando depressa. A cada dia ideias preconceituosas se tornavam mais aceitáveis. Não apenas os princípios democráticos fundamentais, como a igualdade e a integridade nos cargos públicos, caíam por terra, mas sua desvalorização era abertamente celebrada. Valores sobre os quais já se havia formado consenso, como os direitos das minorias e das pessoas marginalizadas de gozarem de proteção do governo e da lei, voltaram a ser questionados. Para falar a verdade, nenhuma democracia parlamentar ocidental que eu conheça alguma vez correspondeu às expectativas. Esses princípios existiam apenas de maneira normativa, em situações circunstanciais, o que já era bastante inadequado. Mas naquele momento parecia que até o aspecto teórico desses valores estava sendo rejeitado. Testemunhar isso ao vivo, processar as consequências e sentir a pressão de responder em nome de todos os afetados foi muito difícil.

Em maio de 2019, Meghan Markle e o príncipe Harry haviam acabado de ter seu primeiro filho. Em resposta ao comunicado, o comediante Danny Baker tuitou a imagem de um casal de mãos dadas com um bebê chimpanzé e a seguinte legenda: "Bebê real deixando o hospital". Na gravação do programa seguinte, um dos meus colegas debatedores apresentou esse tópico. Na maioria das vezes, a variedade do grupo gerava algum tipo de equilíbrio. Nesse dia, não. Por alguma razão, a habitual diversidade de perspectivas se dissolveu, e me vi sozinha. Eu parecia ser a única pessoa a defender uma mulher negra — naquele momento mais vulnerável que é a maternidade recente — de uma caricatura brutalmente racista.[3]

Se dependesse de mim, aquilo nunca teria entrado em discussão. A ideia de que essa ocorrência evidentemente racista seja um tópico para "debate" é absurda. Não há nada a argumentar, a não ser o quanto aquele tuíte foi errado, o quanto afetou as pessoas historicamente desumanizadas com esses estereótipos e o quanto essa desumanização prevalece até hoje. Mas não foi assim que a discussão se desenrolou. A BBC demitiu Danny Baker por causa do tuíte, e um dos debatedores queria discutir se aquilo era justo. Logo me vi rodeada de colegas preocupados com a potencial injustiça: a injustiça de Baker ser rotulado de "racista", a injustiça de Baker ser criticado nas redes sociais, a injustiça de Baker perder o emprego por causa disso.

Fui completamente consumida por uma intensa raiva ali, ao vivo. Até então me orgulhava de manter a compostura em meio a uma torrente de afirmações inaceitáveis por parte de alguns dos meus colegas de direita. Mas dessa vez eu estava farta.[4] Farta de situações de racismo como aquela, farta de esperarem que eu explicasse por que o racismo é inaceitável, farta de me pedirem para persuadir as pessoas a não serem racistas, farta de ter que recorrer ao meu próprio trauma para fazer isso, e farta de nós — nossos filhos, pais, avós, idosos e ancestrais — sermos submetidos a situações de racismo como essa, ano após ano, geração após geração. Eu me sentia esgotada, além de tudo, pelo fardo de precisar defender, na televisão, a humanidade de todas as pessoas negras. Já tinha deixado de acreditar que aquela era uma forma legítima de debate, "equilibrada" por pontos de vista "de ambos os lados". Abandonei sobretudo a ideia de que aquilo era uma coisa que eu deveria aceitar como forma de entretenimento.[5]

Enquanto *The Pledge* representava a corriqueira hostilidade — e a branquitude — dos espaços que nós, negros, ocupamos na televisão, a estreia de *Uma dobra no tempo* foi uma tranquilizante panaceia. Eu não havia percebido o quanto essa situação era difícil para mim até aquele momento no auditório. Lá estava eu, rodeada de mulheres negras na plateia, assistindo a um filme criado, dirigido e produzido por mulheres negras, olhando para uma mesa formada por algumas das mulheres negras mais icônicas do mundo. Havia mulheres brancas também — a atriz Reese Witherspoon e a escritora Lorraine Candy, que prontamente se declararam aliadas. Nem preciso dizer que, para mim, aquele era um espaço seguro. A sessão de perguntas estava começando quando senti minha mão levantar. Estávamos naquele momento de silêncio surreal, logo depois de um debate ou palestra, quando as perguntas já podem ser feitas mas as pessoas ainda estão tímidas, hesitando em ser as primeiras, ou ainda ponderando sobre o que querem perguntar. Para minha surpresa, fui transparente. Levantei a mão, fui adiante, e Lorraine percebeu minha determinação. Eu tinha uma pergunta para Oprah. Talvez eu quase a tenha tietado, mas sou bastante britânica nesses momentos e sei me conter.

"Qual é o seu conselho para nós, que nos manifestamos e dizemos a verdade em espaços que parecem cada vez mais hostis?", perguntei à sra. Winfrey. "Seu trabalho me inspira muito, sua determinação em ser ouvida, em criar espaço para tantas de nossas histórias", eu disse, "mas, às vezes, lutar por isso... parece tão exaustivo." Lembro-me de querer muito acrescentar algumas dessas condicionais típicas da síndrome de impostora das quais nós, mulheres, tantas vezes nos valemos: "Se isso faz sentido", ou "Se você me entende". Mas mordi a língua. Eu estava falando com *a Oprah*. Não iria demonstrar insegurança.

Já ia voltar para o meu lugar, mas Oprah não perdeu tempo. A resposta dela exigia que eu permanecesse de pé. Ela perguntou meu nome, e respondi. "Você precisa se abastecer, Afua!", ela disse. Estava apontando para mim, me erguendo com seus gestos e palavras. "Você precisa construir *músculos* espirituais. Da mesma forma como, se quisesse levantar pesos físicos, você estaria na academia, treinando, se fortalecendo. Para fazer este trabalho", continuou Oprah, "este trabalho ancestral, de contar nossas histórias e nossa verdade, você precisa estar *espiritualmente* em forma. Concentre-se aí, como se sua vida dependesse disso."[6]

Não sei o que eu esperava ouvir, mas essa mensagem repercutiu aqui dentro. Ainda estava pensando nisso, um pouco atordoada e impressionada, sem dúvida, quando cheguei à festa do evento. Encontrei algumas pessoas conhecidas. Comentamos sobre o quanto as palavras da Oprah foram impactantes. Há tão poucas mulheres negras nos noticiários da tv no Reino Unido que acho que a maioria de nós estava lá naquela noite. Digerimos juntas o primoroso conselho, e o quanto todas precisávamos ouvir aquela mensagem. Conversamos a noite inteira. Uma mulher na plateia fez uma pergunta a Reese Witherspoon e admitiu que ficou tão inspirada por *Legalmente loira* que chegou a enviar a inscrição para a faculdade de direito em papel perfumado. Todo o evento foi agradável, divertido e inspirador. Trabalhar com notícias raramente é tão glamoroso quanto as pessoas pensam. Essa foi uma das exceções.

Então, do nada, senti um tapinha no ombro. Me virei. À minha frente, estava Oprah. Era a Oprah, sem dúvida. Ela vestia uma blusa preta com decote redondo, uma saia longa xadrez e um cinto corset de couro. Seu cabelo estava preso em um rabo de cavalo alto e elegante, o rosto emoldurado perfeitamente com óculos pretos de aros grossos. Lembro-me de pensar em como ela era deslumbrante e elegante em pessoa. Mas meu cérebro ainda precisava acompanhar o que meus olhos me diziam: ela tinha vindo até *mim*. Não consigo expressar o quanto aquilo me surpreendeu. E foi aos poucos que me dei conta de que, depois da minha pergunta no auditório, Oprah queria falar comigo.

"Você entendeu o que eu disse?", ela me perguntou. Sem conversa fiada. E, como sempre, não perdeu tempo. Naquele momento eu não tinha ideia do que estava fazendo com o meu rosto. "O trabalho que você está fazendo é importante. Mas estou dizendo que a sua sobrevivência, a sua *sobrevivência*", ela enfatizou, caso eu corresse o risco de não compreender a importância do que dizia, "depende da construção de músculos espirituais." Eu disse que tinha compreendido. "Que bom", ela falou. "Que bom." Uma multidão formou-se à nossa volta, na sua maioria mulheres e negras, reunidas para partilhar esse precioso conselho. Oprah me procurou porque queria ter total certeza de que eu tinha — de que nós tínhamos — entendido a mensagem.

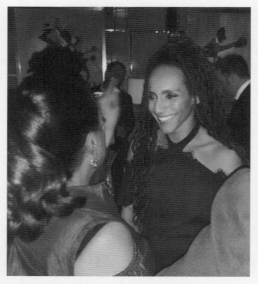

Sendo instruída por Oprah na festa de estreia de *Uma dobra no tempo*, em 2018.

A mensagem me atravessou. Parecia uma intervenção quase sobrenatural. Comecei a pensar menos no meu papel em alimentar o ciclo interminável de comentários, opiniões e *clickbait* e mais no meu propósito. Comecei a dedicar menos carga mental aos obstáculos regulatórios e tarifários do Brexit para um acordo comercial com a União Europeia e mais à memória ancestral. Comecei a me preocupar menos com o modo como os populistas estavam destruindo consensos políticos e instituições que na verdade nunca foram formados para beneficiar alguém como eu e mais com a sabedoria e as lições deixadas pelas sociedades antigas. Oprah me lembrou de que não precisamos reinventar a roda. Há pessoas que vieram antes de nós e que vêm fazendo esse trabalho, e elas deixaram um legado para nos guiar. Quando comecei a prestar mais atenção nessas questões ao longo do tempo, passei a sentir uma mudança coletiva.

# Introdução
## *Decolonizando*

*Escolhemos uma à outra*
*e as fronteiras das batalhas de cada uma*
*a guerra é a mesma*

*se perdermos*
*um dia o sangue das mulheres coagulará*
*sobre um planeta morto*
*se vencermos*
*não há como saber*
*procuramos além da história*
*por um encontro mais novo e mais possível*

Audre Lorde, *Irmã outsider*[1]

Quase todo mundo chega a uma etapa da vida em que busca ir além. Além da história, da política, das pandemias, da cultura popular. Durante toda a vida adulta, estive engajada com essas questões. Até escrevi um livro com a esperança de que ajudasse a reforçar a compreensão sobre elas. Desde que ele foi lançado, contudo, me dei conta de que eu estava buscando ir além.

A pergunta que fiz a Oprah naquele dia foi o sintoma de um mal-estar mais profundo que já vinha sentindo: eu havia me oferecido como um cordeiro às estruturas de mídia e do discurso democrático, na esperança de me tornar um instrumento de equilíbrio no circuito de notícias. É um princípio da engenharia: para medir o equilíbrio de um objeto, é preciso detectar suas vibrações. Isso significa que, se alguma coisa está perfeitamente equilibrada e com o peso distribuído de maneira uniforme, não estremece. Em outras palavras, o desequilíbrio causa distúrbio, mas o equilíbrio perfeito é indetectável. A indústria de entretenimento também funciona assim. Nossos circuitos de notícias geram infinitas vibrações, repercussões, indignações e demandas por atenção. Se a intenção fosse alcançar algo como um equilíbrio harmonioso, o resultado seria pacífico e tranquilo. O trabalho que eu estava fazendo não fora projetado para promover paz e tranquilidade; aquelas conversas tinham sido arquitetadas para criar a ilusão de equilíbrio enquanto continuavam a espalhar repercussões intensas. Isso não é uma teoria da conspiração sobre conchavos políticos de homens misteriosos tentando nos distrair, e sim um reflexo da realidade: muitos de nós estamos apenas fazendo o melhor que podemos em uma sociedade que foi, e ainda é, profundamente injusta. No meu caso, essas oscilações, vibrações e essa desordem estavam reverberando, como o objeto da investigação da engenharia, dentro de mim.

Obviamente discutir com as pessoas na televisão traz algumas recompensas. Com a visibilidade de participar dessas conversas, ganhamos reconhecimento, até mesmo gratidão, por parte dos espectadores que se identificam com nossas opiniões. Essas pessoas me abordavam para agradecer por representá-los ou por ajudar a elaborar as respostas que dariam a amigos, colegas ou familiares brancos que se opunham a eles. Eu ficava muito grata por tanto carinho e solidariedade. Essas pessoas agradeciam e compartilhavam suas histórias e então, sem exceção, faziam uma pergunta. Uma pergunta que me obrigava a parar para pensar; que, quanto mais era feita, mais difícil ficava de responder. Foi uma pergunta que me levou a estar em um auditório com a Oprah, levantando a mão, abrindo meu coração e querendo saber como é que eu iria lidar com tudo aquilo.

Meus livros parecem sempre trazer um questionamento. Em *Brit(ish)*, era tão importante que vinha em letra maiúscula: "A Pergunta". A Pergunta era: *De onde você é?*[2] Naquela época eu estava tentando compreender minha identidade como mulher negra, miscigenada, de ascendência africana, em uma sociedade dividida por categorias raciais, que perpetua tais divisões embora diga que não. Era bizarro quando me perguntavam "de onde eu era" no lugar de onde eu era: Wimbledon, Londres, Inglaterra, Grã-Bretanha. A pergunta por trás da Pergunta era: "Por que você está aqui se é negra?" ou "Como você pode dizer que é britânica quando todo mundo sabe que o britânico 'verdadeiro' é branco?".

Ponderei essa pergunta intensamente, pesquisei e escrevi um livro sobre suas origens, seu impacto e suas implicações. Viajei pelo mundo com o livro e conheci, em muitos países, inúmeras outras pessoas de origens variadas que compartilharam a experiência de pertencer a grupos minoritários e vivenciar a discriminação. Fiquei impressionada com a quantidade de indivíduos que se identificavam com a Pergunta e a entendiam como eu, não como "uma pergunta", mas como *A Pergunta mais importante de todas*.

*Decolonizando meu corpo* foi inspirado por uma pergunta diferente, a que eu sempre ouvia de simpatizantes que me aplaudiam quando me viam na televisão: Como você faz isso? Como continua motivada? Como se convence de que isso vale a pena? Como consegue continuar? Eu já trabalhei como advogada. Sou treinada para lidar com situações conflituosas. Tenho a habilidade de pensar rápido, apresentar argumentos e manter a compostura em debates, discussões e confrontos. Mas, quando me fizeram esse questionamento, uma coisa estranha aconteceu. Percebi que era o tipo de pergunta sobre a qual precisava investigar mais profundamente em mim mesma. E, quando fiz isso, descobri que não tinha uma resposta.

Para falar a verdade, eu estava no piloto automático. Eu contava com essa expertise, então a usei. Na luta contra o racismo; pela igualdade; contra a injustiça de classe, de gênero, sexual e capacitista; contra a corrupção, o populismo, o militarismo, as mudanças climáticas e todas as coisas que penso que acabarão por nos matar se não continuarmos lutando. Sinto orgulho disso. Até certo ponto.

Porque, em dado momento, comecei a me sentir um peão em um jogo manipulado. Nossos líderes dizem e fazem coisas absurdas, criam políticas que só aumentam a injustiça, e então apareço e digo o quanto isso é absurdo e injusto. Colegas na mídia fazem comentários racistas, que ferem minha humanidade, e então chego para afirmá-la. Pessoas negras sofrem violência brutal e discriminação nas mãos do Estado, e então venho dizer o quanto isso é brutal, violento e discriminatório. A mídia nos bombardeia com inúmeras notícias ruins e controversas, e então apareço e afirmo o quanto isso é ruim e controverso. Eu não diria nada disso se não houvesse essa necessidade. Nada disso é o auge do meu potencial imaginativo e criativo. Se houvesse uma escolha real, eu não escolheria ter nenhum desses pensamentos. Não são histórias criadas por mim. Em algum momento do percurso, a história feita por mim se perdeu.

Este livro não é um ataque à imprensa. Eu ensino jornalismo e continuo profundamente interessada nas formas como as narrativas jornalísticas moldam nossa vida. Tenho muito respeito e carinho pelos amigos e colegas que diariamente conduzem as redações, expondo histórias que educam e informam e que precisam ser contadas. O trabalho que realizei com eles como jornalista é uma das experiências mais importantes a me tornar a pessoa que sou hoje. Mas a vida é uma jornada, e a minha estava me levando a um lugar novo. Em *Brit(ish)*, apresentei minha crítica ao mundo exterior. Neste livro, volto meu olhar para o mundo interior. Volto meu olhar para o corpo que habito, meu relacionamento com esse corpo e a maneira como esse lugar de cura e crescimento se conecta a todas as outras verdades sobre a minha vida. Decidi encontrar aquilo que estava perdido.

Quando comecei a escrever este trabalho, eu tinha acabado de completar quarenta anos. Com a idade, sinto instintivamente que devo responder não apenas a mim mesma, mas também às mulheres e meninas mais jovens. À minha filha. À medida que ela entra na puberdade, no início da idade adulta, à medida que vive, eu preciso transmitir a ela não apenas informações, mas todo um sistema para compreender a si mesma e a seu corpo, seu poder e potencial, sua beleza. Quanto mais sinto essa necessidade, mais percebo que mesmo pais amorosos e uma educação dispendiosa não puderam me oferecer isso, ou me proteger das narrativas dominantes e seus efeitos violentos em corpos e mentes delicados e jovens. Por que nunca tive acesso a esse sistema?

Quanto mais penso nisso, mais percebo que sofro do que chamo de "síndrome da deficiência ancestral". Nunca vi essa expressão em lugar algum; simplesmente sinto que é o que eu tenho. Ao longo de milhares de anos, as pessoas conceberam e transmitiram saberes ancestrais que nos guiam de forma coesa ao iniciarmos as diferentes fases da vida, conhecimentos que nos ajudam a explorar não só nossa existência física mas também nossa divindade: a constante sensação que temos de que nossa consciência como humanos nos destina a ser mais do que a soma das partes de um corpo. Fatores como o colonialismo, a globalização, o capitalismo, o totalitarismo e outros conflitos afetaram nossa linhagem e nosso legado. Como resultado, perdemos esses saberes ancestrais, completamente ou em parte. Estamos em busca de respostas num vazio que nossa orientação ancestral deveria preencher.

Vejo isso em vários lugares. As páginas que sigo nas redes sociais são um fluxo constante de mensagens, memes e lembretes sobre o que nossos ancestrais pensariam de nós, o que os deixaria orgulhosos, envergonhados, felizes e irritados. Nos álbuns da Beyoncé, na fundação do Black Lives Matter e em recordistas de bilheteria como *A mulher rei*, o ativismo, as músicas, a arte e os filmes mais impactantes estão sendo feitos por artistas que não apenas se sentem compelidos a homenagear seus ancestrais mas, sempre que possível, reconhecem a continuidade do seu legado. Estamos nos conectando com os nossos antepassados, reconhecendo sua importância, afirmando que somos os "sonhos mais loucos" deles e alertando contra a realização dos seus piores temores.

Não estamos falando de uma expressão ou jargão da moda. A popularidade dos testes de DNA ancestral cresceu aos poucos, até se tornar aquilo que os pesquisadores descrevem como uma "obsessão". Em 2023, a *New Yorker* informou que mais de 26 milhões de pessoas os realizaram desde 2012.[3] Uma das empresas de testes de DNA mais populares, a 23andMe, fez recentemente uma parceria com o Airbnb para lucrar com o aumento das "viagens em busca das raízes", porque, segundo a empresa, as pessoas querem "se conectar com sua ancestralidade por meio de experiências culturais e de viagens profundamente pessoais".[4] Quando Gana convocou a diáspora negra para um "Ano do Retorno" em 2019, com o intuito de acolher de volta os deslocados das raízes africanas em razão da escravatura e do colonialismo, 237 mil visitantes a mais atenderam ao convite.[5] O que os historiadores chamam de "progonoplexia" ou "ancestralite", uma obsessão pelos antepassados distantes, não faz apenas parte da mentalidade de pessoas que vivem em diáspora ou que têm ascendência africana. É assim também com os gregos modernos fissurados por seus antepassados[6] ou os britânicos fascinados[7] pela recente descoberta dos restos mortais do rei Ricardo III em um estacionamento de Leicester:[8] é uma euforia de abrangência épica.

Tenho a sorte de saber bastante sobre meus ancestrais. Essa vantagem vem de um privilégio: o de não ser descendente de escravizados, ter antepassados cujos registros escritos foram mantidos, crescer em uma família sólida o suficiente para ter herdado histórias orais e memórias longínquas. Ambos os lados da minha família foram gravemente afetados por muitos terrores históricos, incluindo o comércio transatlântico de escravizados, o Holocausto, a perda de bens na colonização; se viram forçados a se refugiar da guerra e obrigados a se tornar imigrantes em condições duras e repressivas. Reconheço o valor de poder conhecer muitas dessas histórias e de fazer parte da linhagem que as vivenciou.

Ainda assim sinto intensamente essa síndrome de deficiência ancestral. Fui criada por pessoas que carregavam traumas diretos ou herdados. Os mecanismos da globalização que formaram as diásporas que moldam minha identidade também condicionaram pessoas como eu — racializadas como "pessoas de cor", descendentes dos antigos colonizados, e dos imigrantes e refugiados — a acreditar que nossa existência não é a mesma coisa. Fomos globalizados com base em uma premissa eurocêntrica, entre as ruínas de um império cujas estruturas decadentes mantêm seu domínio brutal sobre nossa mente. Cresci internalizando minha condição de minoria racial e cultural. Contudo, minha ancestralidade faz parte de um mosaico global de culturas indígenas antigas. Nossos antepassados, seus conhecimentos e mistérios pertenciam não apenas à maioria, mas ao todo do patrimônio da humanidade.

Levei mais de quarenta anos para despertar desse sono metafísico. Oprah, que comunga com seus ancestrais todos os dias por meio da obra de arte que tem em casa, foi uma das muitas pessoas potentes que ajudaram a acelerar minha jornada com intencionalidade e propósito. Para ficar espiritualmente em forma, eu precisava de uma estrutura na qual me apoiar, com base na minha identidade, nas culturas e nos valores com que me identificasse. Esses elementos são herdados. No meu caso, trouxe tudo dos meus amorosos pais e avós. Tive a sorte de conhecer todos eles, exceto o pai da minha mãe, de quem muito ouvi falar — ele morreu antes de eu nascer. Mas grande parte do conhecimento mais profundo se rompeu. Os rituais, as crenças, as práticas espirituais e os saberes tradicionais foram perdidos. A cultura está sempre mudando, e alguns desses saberes talvez tenham apenas desaparecido de maneira natural. Mas outros, como descobri ao escrever este livro, foram abandonados deliberadamente para dar lugar à assimilação ou por causa das ideologias da supremacia branca subjacentes ao Império Britânico, que recompensavam pessoas de culturas ancestrais pela conversão às práticas religiosas e culturais europeias.

Quando perguntaram a Toni Morrison o que eram os "ancestrais" para ela, a escritora os descreveu como "não apenas pais e mães, mas uma espécie de pessoas atemporais, cujas relações com os personagens são benevolentes, instrutivas e protetoras e fornecem um certo tipo de sabedoria".[9] Adoro essa descrição porque engloba a utilidade prática do conhecimento ancestral. Ao embarcar em minha jornada de reconexão com a ancestralidade, para compreender o que havia sido perdido e por quê, descobri que essa é a informação de que precisava. Este livro conta a história de um ano da minha vida, o ano que começa no meu quadragésimo aniversário, quando procuro essa informação e a aplico, não apenas de modo abstrato, mas de forma muito direta e física, em meu corpo.

Ao participar de um ritual de puberdade, como escrevo no capítulo 1, sou confrontada com uma verdade sobre a importância da menstruação e as celebrações culturais relacionadas a ela. Essa experiência dá lugar a uma profunda compreensão sobre a forma como organizei minha energia e minha vida — como mãe, professora e ser humano que viveu e trabalhou de determinada maneira e teve certo tipo de relação com o corpo. Um corpo que em muitos aspectos ignorei.

No capítulo 2, aprendo a verdade sobre os comportamentos da sociedade moderna em relação aos pelos corporais. Descubro, bem no meio de um longo e doloroso processo de depilação a laser, que, embora defenda veementemente o antirracismo e o desmantelamento de legados coloniais prejudiciais, sou cúmplice ao perpetrá-los em minha própria pele.

Carregando os cordões para cintura que uma amiga havia me pedido para trazer de Gana, em uma mala já abarrotada de lindas roupas e joias locais, me pergunto no capítulo 3 por que nunca os usei. Esse ancestral rito de passagem para meninas e mulheres celebrarem sua feminilidade foi ignorado por mim e por gerações da minha família — tive a impressão de que víamos essas práticas como pertencentes a um passado "selvagem". Como poderia haver espaço na minha própria psique para ideias tão problemáticas quando me esforço tanto para criticá-las no mundo exterior?

No capítulo 4, ao admirar as tatuagens de amigas mas ao mesmo tempo declarar que valorizava a "pele lisa e limpa", começo a questionar de onde veio essa convicção. Era uma preferência estética original, autêntica minha? Ou foi alguma coisa que aprendi a admirar, com base em uma ideologia invisível que condicionou minhas ideias sobre como deve ser a aparência feminina? À medida que exploro esse entendimento, sou profundamente impactada ao perceber como as questões de identidade e crenças estão interligadas.

Quando embarquei nessa jornada, nunca imaginei que ela se tornaria um livro. Eu estava apenas buscando respostas para as perguntas que sabia, no meu espírito, que precisava responder. Assim como acontece com as perguntas que permanecem sem resposta, descobri que o simples ato de fazer esses questionamentos pode dar outro significado à vida: interfere nas ideias que procuro, nas pessoas por quem me interesso, nas experiências que busco. Comecei a sentir que, com o conhecimento que adquiri e com as percepções que tive, estou mudando. Aprendi a ouvir as respostas que vinham até mim e parei de me sabotar.

Tudo está conectado. Não sou uma pessoa nostálgica, que busca reverter a modernidade ou voltar aos antigos modos de vida. Só entendo que nada substitui a sabedoria ancestral que estamos destinados a herdar. Que nossos antepassados cultivavam amor-próprio, e não autoaversão. Que não causaram a destruição da vida no planeta. Embarquei em uma jornada para curar a relação com o meu corpo, mas isso acabou transformando minha forma de pensar. Tanto é que eu nem diria que escrevi este livro. Parece mais que foi este livro que me escreveu.

# 1. Sangue

*Para nossas crianças, desejamos duas coisas:*
*a primeira são raízes, a segunda são asas.*

Provérbio sudanês

Estamos saindo do trem, puxando nossas malas de rodinha entre os vagões da Great Northern e a antiga plataforma de Norfolk, quando minhas amigas começam a ficar desconfiadas. Somos as únicas pessoas não brancas ali. Na verdade, o que não nos falta é cor! Somos um grupo de seis mulheres de pele negra com roupas coloridas e uma linguagem mais cheia de cores ainda em uma paisagem vitoriana tão discreta, em tons de verde e cinza, que é quase sépia na vida real. Ao deixarmos Londres pela Kings Cross num dia fresco de primavera, imaginávamos a paisagem se estendendo até a Holanda, por vastos mares de aço, enquanto o trem nos levava por charcos planos e inundados, o céu nublado. Nosso destino é o fim do trajeto. Kings Lynn parece de luto por seu próprio declínio: ao que tudo indica, a cidade foi para o comércio medieval o que Liverpool foi para a escravatura. A estação, que remonta ao início do período vitoriano, é desbotada e pitoresca. A única coisa viva ali é o Country Line Buffet Bar, com mais de um século de existência, definitivamente não uma lanchonete de rede. Oferece sanduíches de ovos com bacon e chá com leite — quer coisa mais inglesa que isso — e um serviço indiscutivelmente personalizado; é um negócio familiar, de longa data. Vejo uma carta de agradecimento de Sua Alteza Real, a rainha, afixada ao lado da caixa registradora. Faço uma nota mental. Carta pessoal da monarquia: alarme número um. Outros sinais logo apareceriam.

Lá fora localizamos Graham, nosso motorista, no ponto de táxi. Parece confuso quando digo que tentei ligar para ele. É um homem prático e de pele rosada que sempre viveu nos vilarejos dessa parte da Inglaterra. À medida que a paisagem da expansão industrial da cidade se reduz às ruas estreitas, às propriedades muradas e aos vilarejos de pedra tão famosos por aqui, ele nos informa com orgulho que Sandringham, a casa de campo da família real, fica a apenas alguns quilômetros do nosso destino. Alarme número dois. Não existe outro lugar no mundo onde as pessoas tenham mais apreço pela monarquia. O pobre Graham compartilha essas informações e aguarda com expectativa nossa reação animada. Não ficamos animadas.

Mais tarde naquela noite, o gentil casal local que alugou o chalé encantador onde ficamos nos leva a uma ilha próxima em seu pequeno barco a remo. Se tivermos sorte, explicam, podemos encontrar William e Kate por aqui. É um de seus passeios favoritos. Minhas amigas e eu trocamos olhares. Encontrar aqueles dois definitivamente não está na nossa lista. Alarme número três.

Depois dos primeiros sinais de alerta, veio o grande alarme final, em alto e bom som. Descobrimos que o vilarejo está associado a um certo almirante Horatio Nelson, idolatrado por alguns britânicos, sobretudo homens de certa idade, como o herói naval que salvou a Grã-Bretanha da perigosa ameaça da França napoleônica. Nelson e eu temos uma história e tanto. Em 2017, em uma coluna do *Guardian* que hoje é conhecida, comparei a estátua de Nelson na Trafalgar Square às dos confederados nos Estados Unidos, como a de Robert E. Lee, que na época foi alvo de intensos protestos. A comparação se baseou em fatos historicamente verificados, mas desconhecidos por quase toda a Grã-Bretanha, de que Nelson usou sua proeminência militar para intervenções políticas a favor da escravatura, mesmo quando a opinião pública na Grã-Bretanha se aproximava cada vez mais da abolição.[1] Essa coluna me inseriu, sem que eu tivesse escolha, em uma guerra cultural e me tornou uma pária entre os nacionalistas ingleses. Da minha parte, a reação hostil e defensiva à publicação de fatos históricos apenas me inspirou a escrever e falar mais sobre esses fatos. Da parte deles, minha perseverança só atraiu mais fragilidade hostil.

Essa hostilidade provinha, pelo que entendi, de uma geração cuja própria autoestima estava alojada entre as balas de canhão de Trafalgar e da sensação de que, como me disse um eminente historiador em um documentário que produzi para a TV, Nelson não era apenas o maior herói britânico, mas talvez o maior herói da história da humanidade.[2] É uma afirmação e tanto, com a qual não posso de maneira alguma concordar. Apesar disso, não consigo fugir do fantasma desse homem: como contei em *Brit(ish)*, uma das casas onde ele viveu fica perto de onde moro, em Wimbledon. Quando Graham se prepara para estacionar e nos aproximamos do chalé, bem na entrada do vilarejo, vejo uma placa que revela orgulhosamente que outra casa de Nelson, nada menos que o lugar onde ele nasceu, fica bem ali. Sem querer viajei para o centro do universo do almirante Nelson e das identidades brancas, militaristas e coloniais que ele inspirou. As pessoas vão até lá para homenageá-lo. O pub local leva seu nome, a igreja é praticamente um santuário para ele e até a senha do wi-fi em nosso chalé é "LordNelson". Percebo, um pouco tarde, ao me aventurar pela casa com minhas amigas — algumas das mulheres negras mais incisivas, radicais e determinadas que conheço — que escolhi a dedo, só para nós, um dos lugares mais brancos e conservadores do país.

Elas acham hilário, e logo nosso fim de semana passa a ser ironicamente chamado de "Retiro Reaça". O ambiente bizarro se mescla a encontros cara a cara com pôneis rebeldes, passadiços lamacentos e os olhares chocados dos habitantes locais, em um misto de alegria e risadas. Eu amo minhas amigas. Sinto-me muito abençoada por poder me reunir com elas nesse chalé pitoresco e rústico. Não consigo pensar em uma época em que tenha me sentido tão confortável em minha própria pele, tão capaz de rir de mim mesma e das surpresas da vida, e tão à vontade com minhas amizades.

Nós ressignificamos aquele espaço. Caminhamos pelos campos com vacas, cavalos, ruelas ladeadas por sebes cobertas de frutas silvestres, colinas ondulantes de grama verde, montes de lama, esterco e musgo, e colinas densamente arborizadas. Nos questionamos se e até que ponto teríamos nos sentido seguras em nos aventurar por ali no passado, preocupadas com uma população local na melhor das hipóteses não habituada a ver gente com a nossa aparência. Não temos saudade do velho mundo, como grande parte do turismo aqui pressupõe. Sabemos que esse mundo desbotado dos séculos passados — por mais atraentes que a arquitetura, os jardins e a vida de vilarejo pareçam hoje a um visitante urbano exausto — fez parte de um tempo em que os nossos antepassados eram colonizados, privados de bens, sujeitos a lavagem cerebral, raptados, escravizados.

Estamos ali por nossa conta, apreciando as belezas naturais, os atos individuais de gentileza, analisando os ritmos e as estações. Não queremos assimilar ideias preexistentes, e sim estimular novas. E estamos fazendo isso em peso, por todo o interior do país. Nos últimos anos, a Black Girls Hike, fundada para oferecer às mulheres negras "a confiança necessária para irem ao interior e se aventurarem de forma independente", tornou-se um movimento com milhares de seguidoras e lidera grupos por todo o Reino Unido:[3] Muslim Hikers, Bristol Steppin Sistas, Peaks of Colour, todos surgiram para promover o acesso a espaços verdes e ao interior às minorias étnicas, porque, como afirma o fundador do Movimento Ambiental de Sheffield, "a paisagem pastoril da Grã-Bretanha está repleta de exclusão".[4]

Enquanto caminhamos, relaxamos e comemos, conversamos sobre tudo isso, o que adoro. Falamos também sobre outro tópico, o qual não me agrada nem um pouco. Em nosso grupinho de amigas de quarenta e poucos anos, a menopausa entrou na roda. O fantasma dessa mudança num futuro distante adentrou a fortaleza do meu círculo íntimo, feliz e imutável. Minhas amigas parecem preocupadas, em ondas intermináveis e repetitivas: estar na perimenopausa, lidar com a menopausa, planejar a menopausa, tomar suplementos para a menopausa. Esse assunto parece ter surgido do nada e sequestrado a conversa. Não estou interessada. Estou surpresa, chocada e até *ofendida* com a afirmação de que isso é relevante. Ainda temos muito tempo até lá. Muito. Tempo.

Algumas pessoas podem considerar essa postura uma forma de negação. É o que as minhas amigas dizem. Durante esse belo e revigorante fim de semana, permaneço com a sensação constante de repelir o assunto. Eu li *Unearthed*, o belo livro de Claire Ratinon, uma mulher que encontrou a cura ao restabelecer sua conexão com a natureza — o que a aproximou, de forma intencional, de suas raízes ancestrais negras. Viver no campo e cultivar alimentos, escreve ela, "me permitiu sintonizar meu ouvido com o chamado da Terra e caminhar pela superfície com um passo de afeto. E me mostrou como seguir os passos de meus ancestrais quando não conseguia encontrar a vivência deles nos livros de história". O ato de ressignificação de Ratinon é belo, honesto e divino: "Semear, plantar, colher e comer, para mim, é um momento de adoração. Eu me ajoelho no chão e me curvo diante das forças e dos ritmos do mundo natural. Eu os honro com minha reverência e ofereço minha confiança".[5]

É difícil fugir da natureza quando estamos rodeados por ela. É difícil manter um estado de negação sobre os ciclos da vida quando nos curvamos às forças e aos ritmos do mundo natural. Para nós, mulheres, é ainda mais difícil evitar a verdade sobre nosso corpo quando estamos cercadas pelo amor e pela amizade de outras mulheres conhecedoras e intuitivas da nossa idade. Uma fenda na minha consciência se abre; é um portal de comunicação com o corpo que ainda sei muito bem ignorar quando me convém.

Para minha surpresa, pouco depois de voltar para casa, em Londres, uma empresa de fragrâncias criadas a partir de óleos essenciais especialmente elaboradas para equilibrar os efeitos hormonais da perimenopausa me presenteou com um frasco. O perfume, rotulado como "harmonia hormonal para a mulher sábia", é, devo admitir, estranhamente tranquilizante. É composto de folhas de violeta para estabilizar o humor, mimosa para apoiar o equilíbrio hormonal, narciso para um sono profundo e feno para a tranquilidade.[6] Pouco a pouco minha negação está desaparecendo, e os efeitos colaterais são fortes.

A primeira vítima é minha percepção de que eu tinha bastante tempo para pensar em ter outro filho. Tive minha filha aos 29 anos, e agora estou com quarenta. Não sei se quero mais bebês, mas talvez sim. Achei que tinha um tempo infinito para me decidir, mas acontece que esse relógio biológico sobre o qual minha mãe sempre me alertou é mesmo real.

Faço o que todos os jornalistas sensatos fazem quando são confrontados com um prazo apertado que não conseguem cumprir: procuro formas de conseguir uma prorrogação. Marco uma consulta com um clínico geral para saber sobre a possibilidade de congelar meus óvulos, na esperança de procrastinar por anos, com sorte, indefinidos. "Você é fértil? Tem períodos regulares?", o gentil médico sique me pergunta pelo Zoom. Sou, mas, pergunto a mim mesma em silêncio, o que isso tem a ver com o assunto? Ele continua: "Está em um relacionamento com a pessoa com quem teria um filho?". Também afirmativo, mas... e a relevância? Não é o meu parceiro quem vai congelar os óvulos. O médico olha para mim como se eu tivesse alguma limitação intelectual. "Meu conselho profissional é que tente engravidar imediatamente. Você não tem muito tempo." Bem, pensei, não era o que eu estava esperando.

A verdade é que não estou preparada para o fim da minha era menstrual porque ainda estou me acostumando com seu início. Não que a menarca não tenha sido um acontecimento traumático, foi mais um não acontecimento. Eu me lembro bem, embora não seja memorável. Primeiro, quando eu tinha onze anos, recém-chegada ao ensino fundamental II, minha amiga Ria me chamou para uma conversa no prédio de ciências depois de uma aula de física, com um segredo que ela jurou que eu não deveria ousar contar a ninguém. Concordei. Ela tinha menstruado. Fui a única pessoa a quem ela disse isso, e pareceu uma coisa muito séria, sombria e confidencial. De fato, nunca contei a ninguém. E um ano depois, quando eu menstruei, aos doze, segui o exemplo de Ria, partilhando a notícia com minha mãe no tom mais sério e sombrio que consegui. Lembro que ela pôs as mãos nos meus ombros, brevemente, dizendo: "Parabéns". Eu não sabia bem — parece que ainda não sei — por que estava sendo parabenizada. Ela me deu alguns absorventes, tão grossos e volumosos que eu parecia estar prendendo um colchão minúsculo na calcinha. Não me lembro de ter conversado sobre isso com ela ou com qualquer pessoa outra vez. Minhas amigas e eu não costumávamos falar sobre o assunto. A menstruação era uma função corporal inconveniente com a qual precisávamos lidar, sem comentários. E assim foi.

Só que eu passava por outras mudanças além de aturar minicolchões na calcinha todo mês. Agora eu estava com treze anos e passava muito tempo na estação de Wimbledon. Não estou exagerando. Em qualquer momento livre eu estava lá. Em 1995, aquele era *o* lugar. Não era apenas uma estação de trem, mas também uma área de lazer para mim e para meus amigos no início da adolescência, um pequeno refúgio contra o peso da expectativa, a exigência de que nos comportássemos de uma forma socialmente aceitável. Nos juntávamos em um banco perto da plataforma da District Line e bebíamos Hooch, Bacardi Breezers ou qualquer bebida alcoólica leve para adolescentes — isso deve ser um oximoro, eu sei —, cujas cores lembravam Ribena e limonada rosa. Aos catorze anos, fumávamos Benson & Hedges, dividindo maços de dez ou passando um único cigarro por todo o grupo de cinco ou seis adolescentes. Observávamos a política de classe e raça, conscientes disso ou não.

A estação de Wimbledon continua negligenciada nos campos dos estudos sociais e antropológicos, embora seja um microcosmo de castas. Em qualquer noite, uma enxurrada de pais altamente remunerados que trabalhavam em empresas na cidade chegava do trabalho e virava à direita na saída da estação, subindo a colina, para jantares balanceados em suas casas ostensivas, com os filhos educados em escolas particulares. Exatamente à mesma hora do dia, grupos de crianças negras viravam à esquerda na estação, saindo das escolas públicas da região, subindo nos trens dos quais as pessoas da classe média tinham saído. Essas crianças, poucas das quais viviam em bairros caros próximos às escolas, deslocavam-se para zonas menos abastadas, onde caminhavam por ruas mal iluminadas. Seus pais faziam turnos mais longos, recebiam salários mais baixos e muitas vezes não estavam em casa para recebê-las na volta.

Faz sentido que eu tenha passado tantos anos da minha adolescência sentada num banco no cruzamento desse trânsito de mão dupla: era uma manifestação física da posição ambígua que ocupei na vida. Estudei em escola particular; meus pais tinham bons salários, e nós vivíamos em uma bela casa no meio da colina. Como a maioria das outras crianças da classe média, eu precisava estar em casa para a refeição familiar obrigatória. E também era negra. Alguns amigos meus moravam na direção oposta, e eu já tinha ido até a casa deles, onde observara as grandes diferenças de realidade. Como Paulette, que desde os dezesseis anos vivia sozinha em um apartamento de conjunto habitacional em Tooting, e Naz, que costumava bater em outras meninas da minha escola se elas se interessassem por um garoto de quem ela gostasse. Ela *era* minha amiga, até o momento em que a menina que se interessou por um garoto de quem ela gostava fui eu. Então senti pela primeira (e felizmente única) vez a sensação de levar um soco na cara.

Sempre me fascina o fato de comentadores de direita, geralmente homens que estudaram em escolas particulares, criticarem meu trabalho com base no fato de eu ter estudado em escolas particulares e ter me beneficiado de privilégios de classe. Foi por causa dessa condição social que sempre me senti envolvida nos sistemas de injustiça, e me interessei, através de escolhas profissionais, em escrever sobre eles, investigá-los, denunciá-los e combatê-los legalmente, questionando como podem ser desmantelados. Não podemos escolher as circunstâncias em que nascemos ou nossos privilégios. Mas podemos escolher o que fazemos com isso: se vamos apreciá-los em silêncio, em constante detrimento dos outros, ou se vamos expor como a coisa funciona.

De qualquer forma, não tive escolha senão investigar questões de classe e raça, uma vez que eu era uma contradição inerente a ambas as categorias. Como Naz disse, antes de desferir o golpe na minha cara: "Quem você pensa que é para ser uma garota negra com uniforme de escola particular?". Ou como repetiam minhas colegas de escola, em sua maioria brancas: "Você é normal. Nem vemos você como negra". De acordo com a perspectiva de Naz, não fazia sentido eu pertencer à classe média sendo negra. De acordo com minhas amigas de escola, não fazia sentido eu ser negra pertencendo à classe média.

Em determinado dia, no banco da estação de Wimbledon, minha dualidade assumiu uma forma nova. Logo eu iria para Gana pela primeira vez. Meus colegas de escola me faziam perguntas estúpidas de gente branca de classe média:

"Você vai usar sapatos quando estiver lá?", "Eles têm telefone?". Jojo, o menino de quem eu gostava, passou a caminho de Clapham Junction, onde ele morava, e eu lhe contei que iria para Gana. Na verdade ele se chamava Kojo, um nome clássico de Gana, como o meu — Afua significa "menina nascida na sexta-feira", e Kojo quer dizer "menino nascido na segunda-feira". Assim como a maioria dos filhos de africanos na década de 1990, não gostávamos de chamar atenção para nossa origem. Nada de bom poderia acontecer quando nossos colegas — ou a sociedade em geral — soubessem que éramos africanos. No caso dele, uma simples mudança de letra resolveu o problema. Afinal de contas, *Jojo* poderia facilmente ser um nome jamaicano respeitável. O racismo em relação ao nosso continente nos alcançou, mas nós o internalizamos. "O quê? Você está indo para a aldeia, não é?", falou Jojo, embora eu tivesse dito a ele que estava indo para a capital, Acra. "Rá! Boa sorte."

Jojo tinha preconceitos contra África, e o que só percebi de fato quando cheguei a Gana: eu também tinha. Eu sabia que eles usavam telefones e sapatos (credo, meus amigos de escola), mas não havia imaginado uma grande metrópole, empresas e casas projetadas por arquitetos, restaurantes elegantes e resorts à beira-mar. Ficamos na casa de um amigo da família cuja casa tinha quatro salas de estar separadas, de acordo com a classe dos hóspedes. A sala da família era feia e gasta; a de visitantes comuns era ok; a sala de visitantes VIP tinha móveis mais caros; e a sala do que seria a suíte presidencial tinha uma ornamentação surreal, com tudo embrulhado em plástico. Ficamos hospedados nas acomodações da família: pelo visto, não éramos VIPs.

Já escrevi sobre essa viagem e sobre como ela mudou completamente minhas percepções. Eu não tinha percebido que vivia em uma sociedade onde as pessoas negras raramente eram vistas em posições de poder ou de autoridade, muito menos em um número tão significativo, até que fui para Gana. Lá fiquei impressionada com o óbvio: as figuras de poder e autoridade, assim como as pessoas em geral, eram negras. E havia outra coisa: um sentido de conexão. Por ser uma pessoa de fora, eu me destacava tanto em Gana, ou até mais, quanto em nossa região predominantemente branca de Londres. Na época ninguém me ofereceu a linguagem da conexão ancestral, e eu ainda não havia embarcado na jornada literária que mais tarde viria a explorar. Eu apenas senti. Senti que havia alguma coisa ancestral e intrínseca que me prendia àquele lugar, que me dava a impressão de estar em casa.

Naquela viagem, minha mãe e minha avó organizaram um ritual. Eu gostaria de poder me lembrar mais dele. Recordo de uma viagem de carro cheia de mistério, e de elas se recusarem a dizer aonde estávamos indo. Lembro-me de um lugar rural, remoto, e de uma senhora mais velha. Era um santuário? Ou só uma casa pequena? Lembro-me de estar sentada na beirada do cômodo, que tinha uma abertura em uma das extremidades. Lembro-me da vegetação, das árvores, do céu... Estávamos perto do mar? Lembro-me de ter percebido que aquela viagem era para mim, que eu era o foco de algum tipo de cerimônia. Lembro-me de sentir medo e relutância, que alguma coisa estava sendo feita comigo, sem o meu consentimento, sem explicação. Ao mesmo tempo eu sabia por que aquilo estava sendo feito e, no fundo, sabia para que servia. Lembro que me fizeram ajoelhar enquanto a mulher dizia coisas, preparava óleo e água, que aplicava em mim, falava em twi, um língua akan que eu não conseguia compreender, e invocava os ancestrais para me protegerem. Minha mãe e minha avó achavam que eu precisava de proteção, e tinham razão.

Eu não havia sido iniciada no conhecimento de como responder a perguntas sobre gênero, sexualidade e feminilidade quando entrei na puberdade. Além das conversas com meus colegas de escola igualmente ignorantes, cresci em um mundo onde nada disso era discutido abertamente. Antes da internet e das redes sociais, havia poucos recursos que oferecessem informações sobre qualquer coisa que não fosse a mecânica ou os riscos das relações sexuais à saúde das mulheres. A pouca informação disponível nos direcionava tanto ao perigo quanto à vergonha. O *body-shaming*, comentários depreciativos direcionados aos corpos alheios, era o alimento diário das mesmas revistas nas quais procurávamos informações sobre as mudanças em nossos corpos e relacionamentos. Representações positivas de meninas, conhecimentos que oferecessem uma forma de compreender as consequências das escolhas que poderíamos fazer sem vergonha ou julgamento, praticamente inexistiam. Aprendemos da maneira mais difícil: cometendo erros.

Ninguém havia explicado isso, mas eu sabia instintivamente que nossa presença naquela pequena cabana, diante de uma estranha lançando um feitiço curioso, vinha de temores quanto a minha vulnerabilidade. E porque a única maneira como minha mãe e minha avó sabiam me proteger de verdade era invocando os deuses em nossa terra ancestral.

Agora, aos quarenta anos, tenho uma filha iniciando essa jornada. Estou pensando em sua proteção física e espiritual, relembrando o ritual que, na minha infância, foi realizado em mim.

Verão de 2022. O ritual que venho ponderando, do qual precisei quando era mais jovem e que poderia proporcionar à minha filha, acaba de surgir. Acontecerá em Forest Hill, no sul de Londres, um lugar que não é nem uma floresta nem, para nós, ancestral. Algumas pessoas atravessaram desertos, cordilheiras e mares em sua missão espiritual; nós precisamos atravessar a South Circular, que tem a reputação duvidosa de ser uma das estradas mais congestionadas não apenas em Londres, mas no mundo.[7] Mesmo assim já posso sentir a esperança nas flores e no pólen da brisa de julho. Enquanto me arrumo em casa, imagino o divino jardim da minha amiga, o suave toque da luz do sol através das árvores em nossa pele, unindo-nos ao calor e à vida na Terra que sempre existiu e que sempre existirá. Imagino nós duas usando grinaldas de flores coloridas — rosas, peônias, girassóis, capuchinhas — como um sinal irradiando nossa intenção para o céu. Tudo o que nos pediram é que aparecêssemos com nossas filhas, que chegássemos na hora certa e usássemos branco.

Estou com um vestido longo de verão, com detalhes em corda, feito de camadas macias de algodão, do tipo que a gente lava com cuidado, com a suspeita de que, se as camadas ficarem desalinhadas, o caimento nunca mais será o mesmo. As longas cordas com pontas douradas nos ombros e nos seios provavelmente estão ali para apertar alguma coisa, mas no meu caso elas ficam soltas, dando um charme, ameaçando agarrar em algo que as deixe desgrenhadas. Eu gostaria de estar usando uma peça feita na África, ou ao menos produzida pelas afetuosas mãos de uma mulher negra. Comprei esse vestido em uma loja de praia na Dinamarca, que, apesar da sua história colonial, parece o mais longe possível do continente africano. Mesmo assim, tenho lembranças felizes daquela viagem, e é o único vestido branco de que disponho. De alguma forma, alonga meu corpo e me deixa com um ar de deusa, e me sinto serena ao usá-lo. Penso em algumas tias ganenses mais velhas que, se me vissem, desaprovariam a quantidade de pele exposta. Mas, na minha opinião, os ancestrais não foram contaminados pelo cristianismo europeu nem pela vergonha que influenciou a percepção do corpo feminino, então não vão se importar. Feminilidade, fertilidade e nudez faziam parte da vida deles. Na verdade, esse é o intuito do dia.

Já persuadir a minha filha de onze anos a usar branco é outra coisa. Ela está em uma fase intensa de moletom cinza e jeans, uma identidade de estilo fundamentalmente incompatível, afirma ela, com o único vestido branco de babados em seu guarda-roupa. Insisto para que use o vestido, que honre esse dia para ela e para todas nós, minhas amigas mais bem-arrumadas e suas filhas, todas garotinhas negras com cabelos perfeitamente trançados, torcidos, penteados, hidratados com óleo, que eu já sei que estarão imaculadamente vestidas de branco. Então a mensagem de um ritual de crescimento, retruca minha filha, é tirar a autonomia de uma garota e forçá-la a se conformar com as opiniões da mãe? "Crianças inteligentes são uma bênção", eu digo a mim mesma, suspirando. Estamos saindo de casa quando ela arrasta os pés e reclama de cansaço, chorosa e letárgica nesse dia de verão. Seu pai vem ao resgate com um Berocca, um disco efervescente de vitamina cor-de-rosa pastel do tamanho de uma moeda, que quando posto na água adquire um tom pigmentado mais profundo e perigoso. Com sorte, o comprimido terá um efeito placebo, no mínimo. Talvez ela não queira mesmo ir, talvez seja sabotagem. De qualquer forma, eu observo, sem poder fazer nada, enquanto uma gota de água concentrada com infusão de frutas vermelhas cai dos lábios dela no tão difamado vestido, espalhando uma pequena ilha furiosa de magenta no lago de um branco plácido. Não temos tempo para isso agora! (Já mencionei a importância de chegarmos na hora?) Meu parceiro, Sam, me diz para parar de reagir de forma exagerada, e ele tem razão. Vai dar tudo certo, tenho certeza.

Entramos no carro, e nossa filha continua reclamando. Digo a mim mesma que ela está ressentida por ser arrastada pela cidade para conhecer seus ancestrais, o que vai superar, tenho certeza. Nesse meio-tempo, me preocupo com a mancha. Fico feliz por Sam ter se oferecido para nos levar de carro, porque nem mesmo o chamado dos ancestrais pode separar esse mar Vermelho — a South Circular, congestionada em uma tarde de sábado, como sempre. Temos uma montanha de trânsito para escalar antes de podermos alcançar, como imagino, o reino ancestral de Forest Hill. Sam consegue abrir caminho, faz com que eu pare de me preocupar com a mancha ("Ela é criança, né, relaxa"), e logo superamos as reclamações, a ameaça de chuva, a procura pelo lanche que esquecemos de levar e começamos a emergir para o sol do sudeste de Londres bem na hora! Um verdadeiro milagre. A poucos minutos do nosso destino, agora, os ancestrais estão nos chamando, tenho certeza.

Isso é, até eu ouvir a voz que todos os pais temem, num tom fraco, triste e baixo: "Mamãe, estou passando mal".

Eu me viro *na hora* para ver. Um jato de vômito rosa e luminoso jorrando da coitadinha da minha filha, pelos seus braços, por todo o carro e, claro, pelo vestido branco impecável.

Observo tudo aquilo como uma experiência extracorpórea, enquanto minha filha imediatamente se anima. Ela se sente ótima agora que esvaziou o conteúdo fluorescente do estômago. Sam e eu, por outro lado, temos muito a fazer. Estacionamos na Lordship Lane, uma rua íngreme que está sendo gentrificada, movimentada com compradores e grupinhos de iogues com seus tapetes, e tentamos reduzir os danos. "Aquela manchinha rosa não parece tão ruim agora, não é?", Sam pergunta filosoficamente, esvaziando um pacote de lenços umedecidos. Ele tem razão, é claro. Eu atraí isso: uma lição sobre o absurdo de se preocupar com coisas pequenas. Já posso rir do meu eu do passado, que pensava que um respingo rosa era algo importante, tão felizmente inconsciente do que viria a acontecer. Fique obcecada por uma gota e inevitavelmente será testada por uma tempestade. Eu estava pensando sobre minha atitude em relação às manchas feias e que remontam ao sangue, e recebi aquelas manchas.

Saímos de vomitolândia para observar o que nos rodeia, e para mim é um choque. Lordship Lane foi o lar da minha avó durante décadas. A casa dela ficará para sempre gravada na minha memória, com os tapetes cinza, as cortinas de renda e a hierarquia dos sofás: na sala de estar, ficavam os elegantemente estofados, até mesmo de couro, em comparação com o sofá de madeira com almofadas finas amarelo-claras da cozinha. É da cozinha que guardo mais recordações, onde eu observava meus tios conversando sobre a política de Gana, o destino do Partido Trabalhista na Grã-Bretanha e outras coisas que eu não entendia mas ouvia com fascinação quando criança. Já nos últimos meses da minha avó por ali a área começou a mudar, com a inauguração de um açougue gourmet em meio aos supermercados Iceland sujos e às lojas de descontos. Mais de uma década já se passou desde que estive aqui pela última vez, e fico abalada com a mudança. Estacionamos ao lado de uma confeitaria vegana (admito que os doces parecem deliciosos), mas as senhoras de perucas curtas e cardigãs de lã puxando carrinhos de feira de duas rodas não estão mais pelas calçadas. Foram completamente substituídas por famílias jovens e brancas, butiques de luxo e cafeterias com quadros-negros decorados e o leite de aveia espumado bonitinho, servido em copos pequenos de vidro grosso em vez de canecas. O pior é que gosto de frequentar esse tipo de lugar. Tenho que acrescentar hipocrisia à minha nostalgia e tristeza: a gentrificação contra a qual protesto foi causada em parte por pessoas como eu e meus amigos.

Encontro outra roupa para minha filha nas improváveis prateleiras de uma loja de surfistas. Agora ela vai saudar os ancestrais vestindo uma blusa de praia, daquelas tipo boho, bordadas, que ficariam perfeitas em uma propaganda de xampu estrelada por uma loura bronzeada. Na menina, vira um vestido na altura do joelho, o que é aceitável. O tempo da perfeição ficou para trás. Acumulo chamadas perdidas e mensagens informando que nossa demora está atrasando o evento. Sam nos deixa lá, exaustas mas sem manchas, e somos recebidas por uma mulher diferente de todas as outras que já conheci. Laurence se descreve como "detentora de um espaço sagrado". Ela pertence a uma linhagem de sacerdotisas do Benim,[8] uma terra amplamente arborizada ao longo da costa do golfo da Guiné, conhecida em todo o mundo pela influência de seus elaborados ritos de passagem e complexos sistemas de crenças. Embora nesse momento eu não tenha ideia do quanto Laurence vai moldar o meu caminho, acho que desde esse primeiro momento, instintivamente, é o que sinto.

Não posso escrever sobre o que aconteceu na cerimônia da puberdade. A essência sagrada do ritual é preservada pelo sigilo e pela confiança entre aquelas que fizeram parte dele. Mas sinto que recriamos a conexão perdida que nos separou, a minhas amigas e a mim, das práticas ancestrais que nos teriam conduzido à comunidade de mulheres com amor

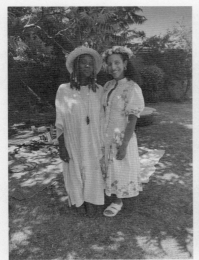 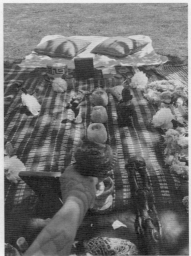

(*À esq.*) Eu e Laurence no ritual de puberdade, com grinaldas feitas especialmente para a ocasião, em junho de 2023.
(*À dir.*) O altar de Laurence, junho de 2023.

e alegria quando começamos a menstruar. Não temos memórias completas, e sim fragmentos, das quais estou extraindo um conhecimento que gerações de mulheres da minha família tinham mas que recentemente foi esquecido. Já sabemos como proporcionar amor e conhecimento às nossas meninas enquanto elas se tornam mulheres. Sabemos desde o início dos tempos. Nosso conhecimento foi rompido, destruído e esquecido, mas, ao testemunhar o que vi, sei que nós sabemos.

Sou tão impactada pela experiência que agendo um horário para encontrar a sacerdotisa Laurence na casa dela. Quer você reconheça o mistério da nossa espécie ou não, acredito que uma beleza especial emana de uma pessoa que se entregou completamente à história da própria divindade. Dá para perceber que Laurence já era uma mulher linda quando decidiu decorar a pele e transformar o corpo em obra de arte. A impressionante simetria de seu rosto serviu como tela, na qual ela pintou pequenos pontos dos olhos até a linha do cabelo, e pôs um piercing no septo que remete ao sol nascente. Pesados brincos de metal esticam os buracos nos lóbulos das orelhas, criando uma grande abertura em direção à terra. Seu cabelo cai em mechas longas e escuras, e seu corpo é um labirinto de tinta. Nos braços de Laurence, há camadas de ondas do mar. Formas geométricas foram meticulosamente desenhadas em suas pernas, estendendo-se às canelas. Para meus olhos ainda não acostumados, seu pescoço parece ornamentado pelo método tradicional de tatuagem manual, com pequenos furos profundos de tinta aplicados de forma meticulosa. A clavícula e o peito foram esculpidos com cicatrizes queloides circulares, que se harmonizam com as costas. É o processo de escarificação, que, segundo ela me conta, levou um ano para cicatrizar.

Laurence me diz que o poder dos nossos ciclos deve ser vivido. Ela explica que ignorar a energia dos ciclos do corpo tem seu preço: passaremos por luto e crises quando esses ciclos mudarem na menopausa. Essa verdade me atinge como uma flecha. De fato, algumas amigas da minha idade estão iniciando uma menopausa precoce, o fim da menstruação e da fertilidade, e sua experiência tem sido devastadora, sobretudo a dor de perder uma coisa que as atormentava até não a terem mais. Ninguém nunca nos disse para abraçarmos nossos úteros ou ciclos. A instrução era temê-los: temer o infortúnio da gravidez indesejada, a estética grotesca do sangue menstrual, aliviar a dor das cólicas, atenuar a instabilidade das fases hormonais. Nossa menstruação era indesejada, causava vergonha. O que mais se aproximou de uma mensagem positiva veio dos conglomerados multinacionais que fabricavam absorventes ou analgésicos, comercializados em condescendentes embalagens cor-de-rosa, que nos diziam para conter a menstruação com seus produtos e agirmos como se nada estivesse acontecendo.

Laurence descreve os estágios da menstruação: a fase folicular, quando os ovários produzem folículos de óvulos; a fase de ovulação, quando o óvulo amadurece; e a fase lútea, a última antes de recomeçar o sangramento. Cada vez mais difundidos,[9] os aplicativos para monitorar o ciclo menstrual explicam que a fase lútea, por exemplo, é o momento em que a produção de progesterona começa a aumentar, o que pode levar a uma série de questões muitas vezes chamadas de "tensão pré-menstrual" ou TPM.[10] Laurence descreve esse período como um portal, no qual a temida turbulência rejeitada pela cultura ocidental como TPM é também um sinal do nosso poder e conexão, um momento para explorarmos os elementos e a Terra.

Confesso a Laurence que, depois de décadas de menstruação, muitas vezes ainda sou surpreendida por ela, e eu não saberia dizer, em nenhum dia específico, em que fase do ciclo estou. Pior ainda: eu me orgulhava de não me deixar afetar, de resistir a cólicas dolorosas, ignorar a fadiga, disfarçar a acne hormonal com um ótimo corretivo e continuar a vida normalmente. Eu até me sentia orgulhosa da minha capacidade de fazer isso, via essa postura como uma prova de força e resiliência. Meus colegas de escola ou de trabalho não sabiam nem queriam saber sobre meus ciclos, então desenvolvi a capacidade de ignorá-los também. Na presença de Laurence, esse orgulho equivocado se transforma em arrependimento. Meu corpo estava tentando dizer alguma coisa, e eu ficava impressionada com minha capacidade de reprimir essa mensagem?

Muitas de nós pensamos assim. "Os médicos estão dizendo que a dor das cólicas menstruais é equivalente a quando temos um ataque cardíaco", afirma a comediante Sasheer Zamata[11] em uma publicação no Instagram.[12] "Então temos suportado essa dor há anos e ainda vamos trabalhar. Engolimos a dor. E vamos trabalhar. Porque somos treinadas para isso."

Zamata atribui parte da culpa à publicidade. "Os comerciais de absorventes são prejudiciais", ela diz. "Eles sempre falam: 'Ah, você está menstruada. Não deixa isso te impedir, garota! Vai lá! Vai surfar. Vai praticar um esporte. Vai montar num cavalo'."[13]

"Não quero fazer isso! Estou menstruada! Para me forçar a sair de casa", continua Zamata, para uma plateia de mulheres que aplaudem com veemência. "Quero deitar. Se você visse um homem sangrando incontrolavelmente e tendo um ataque cardíaco de quatro dias, você diria 'Não deixa isso te impedir, vai montar num cavalo'?"

Obviamente também não queremos ser forçadas a ficar deitadas. A última coisa que defendo é que as pessoas que menstruam devem ser afastadas, impedidas de realizar as atividades que amam quando estão nessa fase do ciclo. Não há dúvida de que o mantra "Vai lá e anda a cavalo!" ridicularizado por Zamata é uma reação às alegações de que as mulheres, enquanto sangram, se tornam fracas demais ou não podem fazer nada. O ativismo em prol da menstruação continua a ser um trabalho árduo. Os defensores combatem a exclusão das meninas de ambientes educacionais, seja imposta por terceiros ou causada pelo constrangimento devido à falta de serviços sanitários adequados. Uma menina impedida de frequentar a escola ou sem acesso a absorventes não escolhe como administrar seus ciclos. Uma menina que não sabe o que está acontecendo com o seu corpo, que não tem opção de descansar, mesmo que seu corpo exija, que não tem conhecimento ou confiança para honrar seu ciclo também não está fazendo uma escolha. Deveríamos ser capazes de determinar por nossa conta como vivemos no período da menstruação.

O que aprendi com Laurence traz uma nova perspectiva sobre minha própria experiência: as normas sociais oscilaram tanto para o outro extremo, ignorando completamente a realidade física e espiritual desses ciclos, que eu não tinha o conhecimento do qual precisava para exercer uma escolha. E se eu ainda trabalhasse em tempo integral em um escritório de advocacia, ou em uma redação, como fiz antes, e decidisse que precisava descansar e honrar meu útero enquanto sangro, eu teria tido essa opção? É difícil até mesmo levar a sério a possibilidade de um diretor cabeça-dura ou um editor de notícias impaciente — todos geralmente do sexo masculino — cogitar a ideia de que preciso fazer uma pausa de alguns dias para repousar durante o período menstrual.

Em relação aos diretores e editores, não podemos fazer nada. Mas podemos quebrar o ciclo, agora temos como saber e estar preparadas. Esse conhecimento pode ser transmitido a nossas filhas, levando em conta que é um presente do qual nossas versões mais jovens também precisavam. Em seu livro *Period Power: Harness Your Hormones and Get Your Cycle Working for You*, a excelente especialista em saúde menstrual Maisie Hill descreve a superação, de sua própria debilitante dor menstrual até começar a trabalhar com a cura, sendo capaz de reunir pessoas de todas as gerações para aprender a respeito de seus corpos e entender o que acontece com eles. "Há alguma coisa extremamente poderosa em sentar com um grupo de mulheres e explorar nossos ciclos juntas. As participantes choraram. Eu chorei. Ficamos passadas porque ninguém nos transmitiu essa informação crucial quando tínhamos catorze, trinta ou quarenta anos. E em alguns casos, cinquenta", escreve Hill. "Algumas mulheres lamentavam ter passado pela menopausa e pelo fato de que não voltariam a sangrar tendo agora acesso a esse conhecimento para orientá-las, mas sentiram grande alívio ao enfim compreenderem o que havia acontecido com elas durante os anos menstruais. Ficamos tristes por ninguém ter contado nada a nossas mães também, e por isso elas não sabiam como nos contar."[14]

Nossas mães não sabiam como nos contar essas coisas porque foram criadas em sociedades assoladas por impérios europeus culturalmente opressores, ou por instituições religiosas patriarcais que temiam o conhecimento e os corpos das mulheres, ou por uma versão da modernidade que demonizava rituais de épocas passadas.

Quase todas as culturas antigas têm alguma forma de ritual de iniciação à puberdade. Como a tatuagem facial entre o povo amazigh do norte de África; as cerimônias de prender o cabelo com um grampo na China; a *quinceañera*, ou festa de quinze anos, na América Latina; o bat mitzvah nas culturas judaicas; para os nativos da América do Norte, havia a dança do nascer do sol entre os apaches e o jejum de frutos silvestres entre os ojíbuas; e, em todo o continente africano, as numerosas e diversas cerimônias de fertilidade e maioridade. Através dessa vasta gama étnica e geográfica, o que muitas sociedades indígenas partilhavam era um conjunto de crenças sobre a importância de criar espaço para moças que passavam pela puberdade. Esses rituais de iniciação, que podiam durar minutos ou até anos, tinham como objetivo conectar a transição dessas garotas à de suas ancestrais, e também honrar o poder sagrado de seu sangue menstrual.[15] O que muitas dessas sociedades também têm em comum é que tais tradições foram interrompidas, afetadas ou destruídas pela invasão física e espiritual do colonialismo europeu.

Isso aconteceu com o mundo. Aconteceu comigo também.

Como as mulheres da minha família perderam os ritos que antes conectavam nossas ancestrais a seus próprios corpos, à comunidade, aos planetas, a seus ancestrais? Fiz essa pergunta à minha avó de 94 anos e ela parou para pensar um pouco. Os rituais existiam, ela me contou: sua avó e sua bisavó tiveram os seus. Mas, quando ela estava passando pela puberdade, em Gana nos anos 1940, na época da costa do

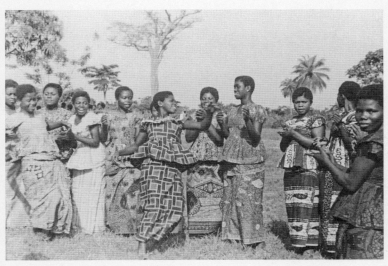

Alunas de um curso de formação de professores batem palmas e dançam em uma apresentação de dança tradicional akan, 1951-2.

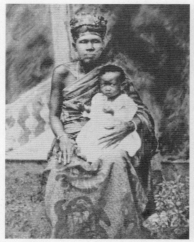 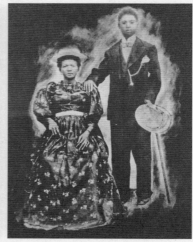

(*À esq.*) Minha tataravó, Mama Sakyibea, com minha tia-avó no colo. Final do século XIX.
(*À dir.*) Meus trisavós, sr. e sra. Bani (mais tarde Biney). Final do século XIX.

Ouro, as cerimônias haviam ficado mais escassas, de modo que ela só se lembra de uma coisa: cozinhar ovos. Quando minha avó começou a menstruar, a avó dela cozinhou ovos, simbolizando sua fertilidade recém-descoberta. Ela se sentiu especial ao receber aquela refeição e ser parabenizada pelas mulheres da família. Mas o restante do ritual foi perdido ou se tornou tabu conforme se disseminava a adoção dos rituais cristãos: o batismo e a crisma.

A história das missões cristãs registra como essa perda aconteceu. Em 1834, Andreas Riis, missionário dinamarquês de Basileia, deixou o castelo europeu infestado de malária na costa de Gana para viver no santuário que havia nas montanhas da minha comunidade ancestral. Ele foi acolhido pelo chefe supremo, recebeu terras para se estabelecer e aprendeu os costumes locais. A família real impunha tabus: não era permitido cultivar às segundas e sextas-feiras, dias sagrados aos deuses, nem matar pítons ou macacos-negros, criaturas sagradas para o clã real. Riis quase morrera de febre, disenteria e icterícia nas mãos de um médico europeu que não tinha noção de como tratá-lo, e reconheceu que sua vida fora salva pelo conhecimento e pela medicina local de um médico africano. Mesmo assim ele descreveu aos seus superiores do continente europeu a população local como "primitiva" e "barulhenta", e sua religião como "satânica". Decidiu substituir os costumes daquela população pelo cristianismo e foi embora de vez quando não conseguiu.[16]

A história se repetiu em todos os lugares onde os missionários cristãos encontraram culturas indígenas durante o período colonial. Na Melanésia, no Pacífico, os ambonwaris do rio Sepik abandonaram seus rituais de iniciação e deixaram os objetos sagrados apodrecerem depois da chegada da Igreja católica.[17] Na África do Sul, os missionários atacaram o *intonjane* (iniciação das garotas, rito de puberdade), o *ukwaluka* (circuncisão, rito de iniciação de garotos) e o *lobola* (dote da noiva) do povo xhosa.[18] No Malawi, enfraqueceram os legados matrilineares e os rituais associados a ritos menstruais.[19] Em Botsuana, os cristãos desqualificaram os rituais femininos de puberdade do grupo étnico tswapong, qualificando-os como "objetificantes, desumanizantes e violentos", embora os pesquisadores tenham descoberto que o ritual feminino de puberdade de tswapong atribui às meninas "um sentido ativo de autonomia, dignidade, respeito pelos outros e por si mesmas".[20] Em seus encontros com culturas desconhecidas, os europeus foram tão simplistas em seu preconceito que não conseguiram sequer distinguir os detalhes mais básicos. Os viajantes britânicos na Coreia muitas vezes chamavam de "africana" a população coreana e chinesa que encontravam por lá: para eles, era tudo a mesma coisa.[21]

A adesão às culturas indígenas era tão ridicularizada que chegava a superar outras fontes de inferiorização, como a raça. Por essa razão, muitos vitorianos na Grã-Bretanha consideravam os negros que viviam sob a "força civilizadora" da escravatura do Novo Mundo superiores aos negros africanos, justamente porque haviam sido distanciados das práticas indígenas.[22] Contudo, longe do olhar branco, determinados a manter sua integridade espiritual, em segredo e de maneira furtiva, muitas pessoas escravizadas conseguiram de alguma forma preservar essas práticas.

Recentemente debati com uma amiga, negra, bem-instruída e cristã se as sociedades africanas estariam em melhores condições se não tivessem sido colonizadas. Não é um debate que me deixaria interessada, via de regra, sobretudo no ambiente em questão — uma comemoração de aniversário em um bar barulhento no centro de Londres. Não acredito que seja necessário defender o direito das pessoas à autodeterminação, à preservação da integridade cultural e à proteção da dignidade espiritual. No entanto, o argumento da minha amiga me deixou perplexa. "Sem o colonialismo", ela disse, "as meninas na África ainda estariam sujeitas ao casamento infantil e à mutilação genital. E eu me preocupo com os direitos dessas meninas carentes."

A conversa me entristeceu porque, apesar de reconhecer a ignorância naquela fala, pude identificar sua origem e me identificar com ela. Até a linguagem dessa amiga, "meninas carentes", é familiar para mim: imediatamente reconheço essa expressão do tempo que passei, no início da minha carreira, trabalhando com desenvolvimento internacional. De alguma forma, essa expressão marginaliza e reduz as meninas a um fenômeno precário que só parece existir em lugares primitivos. Ninguém descreve a filha do vizinho de

Londres como "menina carente". Passei grande parte da vida defendendo os direitos de meninas e mulheres combatendo práticas nocivas a nós, contestando culturas e normas que perpetuam a violência contra nós. Existem muitos exemplos contundentes disso no Reino Unido, como em todas as outras sociedades contemporâneas que observei até agora. No entanto, as narrativas sobre "meninas carentes" se concentram na percepção da pureza sexual de meninas em países subdesenvolvidos economicamente, na indignação moral pela violação delas, sem considerá-las membros de sociedades nas quais a raiz dessas violações é a própria pobreza,[23] muitas vezes diretamente ligada à exploração de recursos locais ou nacionais pelas forças ocidentais.

Embora essa amiga seja negra, ela nunca esteve no continente africano, nem estudou com afinco nenhuma das sociedades pré-coloniais africanas. Por isso, ela fica à mercê das narrativas dominantes sobre a experiência africana. Essas narrativas, assim como o feminismo ocidental em geral, continuam a enxergar as experiências das mulheres africanas sob uma perspectiva de hierarquias de gênero e de opressão de gênero.[24] Elas consideram o continente africano um lugar perigoso para as mulheres, marcado por mutilação genital feminina (MGF) e casamento infantil. Quem tem essa concepção limitada não diferencia as sociedades e tradições africanas nem compreende a diversidade de estruturas de poder que existem. Essas pessoas ignoram o fato de que, embora práticas como a MGF e o casamento infantil existam em algumas partes do continente, não fazem parte da experiência de todas as mulheres e meninas africanas. Nunca conseguiram compreender aquilo que os pesquisadores africanos constataram: antes da colonização, o gênero não era o princípio organizador da sociedade africana. Na realidade, o tempo de vida era o mais importante.[25] Assim, em muitos casos, o ritual menstrual de uma menina representava um passo significativo na hierarquia, moldando uma feminilidade da qual ela participava, permitindo que alcançasse um status social mais elevado e maior poder de decisão.

Se estou enfatizando os aspectos positivos das iniciações de culturas indígenas é porque a narrativa ocidental predominante é tão condenatória que, em determinado momento da minha vida, eu também não percebi que os aspectos positivos existiam. Mas foi dessa maneira que o colonialismo atuou: eliminou nossas práticas ancestrais, substituindo ideias que celebravam o gênero feminino, a fertilidade, a sexualidade e o poder por noções europeias de vergonha e inferioridade. Depois nos convenceu de que essa era a melhor solução, uma vez que nossos costumes ancestrais eram selvagens e retrógrados.

"As feridas do império [...] são peculiares porque vieram disfarçadas de presentes", escreve a autora zimbabuense Tsitsi Dangarembga. "O presente da modéstia veio através do vestuário; o presente do conhecimento, através da educação; o presente da salvação, através da religião [...] o presente da fala, através da língua do colonizador. Cada um desses presentes eliminou alguma coisa: ideias locais de humildade e propriedade, sistemas de conhecimento locais, sistemas metafísicos e jurídicos, e a linguagem. Os presentes do império do noroeste para a África", conclui Dangarembga, "foram alguns dos mais violentos que o mundo já viu."[26]

Entre os filhos e netos da última geração que vivenciou o império britânico, poucos de nós fomos criados com uma consciência nítida, ou até mesmo uma memória, dessa violência. Embora minha mãe fale twi, ela foi incentivada a adquirir fluência na língua inglesa e na cultura britânica desde muito jovem; tinha cinco anos quando Gana conquistou a penosa independência do colonialismo britânico, em 1957. Quando estava entrando na puberdade, contudo, o frágil sonho da primeira nação negra africana livre das algemas do capitalismo supremacista branco estava desmoronando. A realidade do capitalismo tardio, em meio ao cenário de intensa disputa da guerra fria, foi arremessada naquele contexto como uma granada em uma casa de vidro.[27]

Meus avós fugiram de Gana e vieram para o Reino Unido. Para muitas pessoas daquela geração, nas décadas de 1950, 1960 e 1970, só chegar aqui já era uma dificuldade. Para a geração seguinte, a da minha mãe e dos seus irmãos, a pressão para assimilar a cultura e compensar os sacrifícios dos pais foi imensa. Minha mãe conheceu meu pai, também filho de imigrantes, tornou-se professora, teve a mim, depois a minha irmã, e juntos os dois descobriram como nos oferecer melhores condições. Naquele contexto, outros contemporâneos negros seus foram os primeiros a ter poder na Grã-Bretanha. Em junho de 1987, quando eu tinha seis anos, mais ou menos a mesma idade da minha mãe quando Gana se libertou do império britânico, a Grã-Bretanha elegeu o primeiro grupo com vários membros negros e asiáticos do parlamento, a "gangue dos quatro":* Diane Abbott, Keith Vaz, Bernie Grant e Paul Boateng.[28] Em seu discurso de reconhecimento da vitória em Brent South, seu distrito eleitoral, Boateng disse: "Hoje, Brent South. Amanhã, Soweto!", referindo-se à cidade sul-africana onde os negros ainda enfrentavam o apartheid. Em dezembro daquele ano, Naomi

---

\* Não deve ser confundida com a "gangue dos quatro" anterior, Roy Jenkins, David Owen, William Rodgers e Shirley Williams, desertores do Partido Trabalhista que formaram o SDP (Partido Social Democrata) em 1981.

Campbell se tornou a primeira modelo negra britânica a aparecer na capa da *Vogue* britânica.[29] No ano seguinte, em 1988, o dr. John Anthony Roberts foi o primeiro indivíduo de origem africana nomeado conselheiro da rainha.[30] Mas só 21 anos depois um homem negro foi diretor-executivo em uma empresa com alto índice de ações da bolsa (FTSE 100), quando Tidjane Thiam assumiu a liderança da Prudential em 2009.[31] Até o momento em que este livro foi escrito, ele ainda era o único.[32] Os negros britânicos lutavam apenas por um lugar à mesa. E o que essas modestas vitórias fizeram para desmantelar as estruturas coloniais que ainda determinavam nosso destino? Os países africanos e caribenhos padeciam sob o regime punitivo das instituições financeiras neoliberais, paralisados pela dívida e pela dependência de matérias-primas para exportação, exatamente como aconteceu durante o domínio do Império Britânico.

Quando atingi a maioridade, no final dos anos 1990 e no início dos anos 2000, estava evidente para mim que as modestas conquistas que as pessoas negras vinham obtendo dentro das estruturas de poder britânicas não tinham, *não podiam ter* acabado com os eixos do colonialismo. Pensando bem, acho que fui bastante perspicaz para alguém de vinte e poucos anos. Devo isso em parte aos meus familiares, que me deram livros sobre o pan-africanismo, a consciência negra e sobre pessoas negras notáveis que já tinham desenvolvido um plano. Outra experiência que me trouxe a chance de mudar de perspectiva foi o tempo que vivi e trabalhei no Senegal e em toda a África Ocidental, vivenciando o impacto debilitante das instituições financeiras neoliberais. Eu tinha acabado de voltar do Senegal, onde vivera a clássica síndrome do primeiro emprego da minha geração, levando a mim mesma e o valor do meu trabalho muito a sério, e sofri um esgotamento, sem muito tempo para mais nada além de ler sobre a utopia pan-africana que eu ainda não estava vendo acontecer.

Apesar de compreender os problemas que a diáspora negra enfrentava, para essas dificuldades eu tinha uma ingênua e simplista resposta: eu só precisava encontrar os nossos líderes. Por "líderes", imaginava figuras de autoridade e sabedoria na comunidade negra que estivessem elaborando um plano abrangente para nós, pessoas negras. Ainda sinto afeição pela simplicidade da minha perspectiva nessa época. Eu encontraria esses líderes, ofereceria a eles o meu serviço e *voilà*! Uma vida com propósito estava à minha espera.

Meu primeiro destino nesse ousado percurso foi Westminster. Lembro-me perfeitamente desse dia: meu cabelo estava solto em cachos naturais, com tranças nagô na frente; eu usava brincos de casca de coco, combinando com as pulseiras de ébano e madeira clara de mangueira em ambos os pulsos. Usava um colete marrom-chocolate de pele sintética e uma saia lápis cáqui, com botas marrons enrugadas, tudo em tons de terra. Pensando bem, era uma estranha mistura dos estilos boho e afrocentrado: um pouco Sienna Miller, um pouco Sahel. Naquele momento, fazia total sentido para mim!

Aquele dia foi uma das surpresas da vida. O evento do qual participei no parlamento foi completamente decepcionante, a primeira grande rachadura na minha esperança de que existisse um plano para a minha geração. Comecei a perceber, à medida que minhas pulseiras faziam barulho e minha pele habituada ao sol enrijecia com o frio do outono londrino, que talvez eu nunca encontrasse o que estava procurando. Que não havia nenhum plano, a não ser nos assimilarmos às estruturas britânicas de poder e nos agarrarmos a qualquer passo em direção à igualdade que pudéssemos dar.

Ainda assim, naquele dia encontrei uma coisa que não estava procurando. Foi nesse evento que conheci Sam. O parceiro que me ajudou a perceber que um plano não é uma coisa que você encontra em um discurso em Westminster, mas que você precisa construir. Escrevi sobre o relacionamento com Sam em meu primeiro livro, *Brit(ish)*.[33] A história de vida dele é muito diferente da minha, e sua visão do meu mundo era, mesmo naquela época, única. Sua recusa a se inserir em espaços brancos hostis, não importava o sabor do café com leite de aveia, mesmo depois de ter se tornado advogado. Sua ironia gentil sobre a ideia de alguém estar perdido a ponto de precisar escrever um livro sobre identidade (que tipo de pessoa negra escreve um livro sobre ser negra?). Sua recusa a se envolver em atividades sociais cujo objetivo é simplesmente ser aceito. Sua rejeição às armadilhas da cultura da classe média que fui educada para achar desejáveis. (Jantar cheio de frescuras? Para quê? É só sentar e comer — qual é o *wahala*?)

Depois que conheci Sam naquele dia de setembro em Westminster, passamos a nos encontrar várias vezes por semana. Ele vinha até Wimbledon. Eu tinha voltado a morar na minha casa de infância, com meus pais, para economizar enquanto estudava para me tornar advogada. Fazíamos longas caminhadas pelas ladeiras dos subúrbios. Ele me ensinou a condicionar meu corpo e treinar de forma inteligente, compartilhando seu conhecimento de atleta. Aos 23 anos eu já fazia exercícios havia pelo menos uma década, sem saber o mínimo sobre minha fisiologia ou como aprimorá-la de forma eficaz. Eu ia a Tottenham. Fazíamos corridas noturnas em ladeiras, circuitos fatigantes e treinos de força em uma das academias abertas 24 horas por dia, frequentadas por fisiculturistas cujo estilo de vida parecia, no

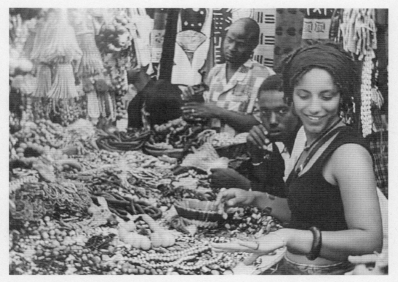
No mercado do Mali em Dacar, no Senegal, comprando minhas pulseiras de madeira, em 2002.

mínimo, problemático. A sensação era de que mesmo que você não tivesse problemas, aquele tipo de lugar te daria um. Se eu fosse resumir o que aprendi com Sam, seria que superar esses problemas exigia um elevado nível de disciplina e determinação. "Uma vida, uma chance", ele dizia. "Você está determinada? Se estiver, tem que dar tudo de si. Nada de se entregar pela metade. Fim de semana? O que é isso? Disseram que é fim de semana, e você vai aceitar isso? Na segunda-feira vão aparecer com uma solução para os seus problemas? Não? Então vamos lá! Vamos agir." Nada de seguir o fluxo, deixar a vida levar, ir a convenções sociais, aniversários, feriados, almoços de domingo só por ir, porque é isso "o que se faz".

Fui a Westminster em busca de uma solução externa. Em vez disso, eu deveria ter olhado para mim mesma. Foi o que

Sam me ensinou: você só pode começar por si própria. Desvendando seu condicionamento, entendendo a posição em que você se encontra, preparando-se para escolher quais partes da sua formação você valoriza e preza e quais partes precisa mudar. Seu plano deve começar resolvendo os próprios problemas e os problemas de outros como você. Seu plano vai nascer do conhecimento e vai crescer com a persistência, trabalhando a perspectiva hora após hora, dia após dia. Essa era a missão de Sam. Os problemas da sociedade ou suas aparentes recompensas não iriam distraí-lo.

A mensagem era coisa demais para eu processar, assim como o mensageiro. Imagine esse jovem. Ele tinha 24 anos. Era ferozmente inteligente, magnético e bonito. Era disciplinado, militante e forte. Cada conversa com ele se elevava à última potência. Nunca havia nada duvidoso, hesitante ou incerto. Eu estava me adaptando a essa intensidade sem precedentes quando aprendi outra coisa sobre Sam que exigiu um novo ajuste. No meio de toda essa conversa, debate, elaboração de estratégias, ele parava e tirava um cochilo.

Um cochilo? Cochilos, protestei, são para crianças de dois anos. Cochilos são para idosos, para pessoas que não estão bem de saúde ou em condições debilitantes. Cochilos são para os fracos, para pessoas que não conseguem lidar com o trabalho duro. Cochilos são hábitos que não fazem parte da lista de comportamentos desejáveis entre as pessoas que sempre fui incentivada a admirar.

Hoje me envergonho das diversas problemáticas dessa visão: o capacitismo, a falta de inteligência corporal, as várias ideias tóxicas relacionadas a essa mentalidade. Mas quando falei isso para Sam pela primeira vez ele apenas revirou os olhos, com a paciência de um professor que conduz um iniciante sem noção. Administrar sua energia, insistiu, é uma estratégia fundamental das pessoas eficazes. Se você força seu corpo fisicamente e consome um monte de informações, seu organismo precisa de descanso para processar, curar-se e se recuperar. Sam me via como alguém que tinha sofrido uma lavagem cerebral por uma ideologia que não era mais sofisticada do que uma máquina ativada por um botão. Trabalha, trabalha, trabalha, até esgotar.

Eu já tinha passado por isso. Na universidade, onde chegara à exaustão; no Senegal, onde ficara gravemente doente devido à estafa profissional. E mesmo assim continuava seguindo esse estilo de vida. Não era assim, Sam me disse, que ele planejava viver. Então, depois de uma conversa entusiasmada, uma sessão de leitura concentrada ou de um treino vigoroso, esse adulto forte, cheio de intensidade e habilidades físicas e intelectuais se encolhia em uma superfície macia — podia ser uma cama, mas também um sofá, uma almofada ou o banco reclinado do carro — e tirava uma deliciosa soneca.

Qualquer um pode tirar um cochilo. Parece muito simples. Quando somos crianças, cochilar não é apenas recomendável, é obrigatório. A vida familiar e institucional, seja em casa, na creche ou na escola, organizam-se em torno da nossa necessidade de descansar e de nos recuperar — várias vezes durante o dia. Mas à medida que envelhecemos, mais envolvidos profissionalmente, acumulando mais responsabilidades de cuidado e financeiras, levar uma vida na qual se possa tirar uma soneca exige uma série de condições. Requer um trabalho flexível e de meio período. Requer a confiança de saber, enquanto vive como uma pessoa contra todas as normas sociais, que você não está falhando, mas, pelo contrário, está progredindo. Requer confiança, autoconhecimento e conexão com uma parte mais profunda de si próprio. Como a sociedade não fornece uma estrutura para isso, uma vida com descanso integrado exige que você desenvolva um sistema para governar a própria vida, um sistema poderoso o suficiente para contrariar o status quo.

Foi exatamente assim que Sam organizou sua vida, com um sistema de planejamento que desenvolveu para atender às suas necessidades e às dos outros jovens negros que orientava. Em termos práticos, ele precisou ir contra muitas concepções externas de sucesso. Quando o conheci, nós dois estávamos estudando para nos tornarmos advogados, um caminho no qual ouvimos constantemente como o sucesso será competitivo, escasso e árduo. Apesar disso, lá estava ele, recusando-se a trabalhar em tempo integral, usando todos os tipos de habilidades de negociação para conseguir acordos de meio período em escritórios de advocacia a fim de poder ganhar a vida, adquirir experiência profissional relevante e ter tempo para tirar uma soneca. Estava disposto a cumprir horários não convencionais, tornar-se esclarecido financeiramente o bastante para desenvolver uma estratégia viável, desenvolver autoconfiança o bastante para rejeitar a aprovação que advém de tomar o trabalho e a produtividade na economia como medida de autoestima. Ele se tornou espiritualmente elevado o suficiente para precisar de menos, consumir menos, desejar menos, gastar menos e, portanto, ser menos dependente das recompensas financeiras da exaustão.

Eu via isso acontecer com uma espécie de admiração. Não havia possibilidade de avaliar Sam e considerá-lo alguém com baixo desempenho, preguiçoso ou sem motivação. Pelo contrário, ele era a pessoa mais eficaz, estimulada e motivada que já conhecera. Mas tive dificuldade para conciliar isso com tudo o que sempre me ensinaram. Eu admirava como a vida funcionava bem para ele, mas acho que sempre me senti ligeiramente superior por poder superar a pressão, a exaustão, a privação de sono e o excesso de trabalho sem precisar tirar um cochilo.

Eu era viciada em produtividade. Levei muitos anos para aceitar esse fato e nomear esse comportamento. Em seu livro *Descansar é resistir*, Tricia Hersey — que me ajudou a articular plenamente o que aprendi com Sam mas insistia em continuar fazendo — descreve como se libertou. Nos estudos para uma pós-graduação que requeria uma profunda imersão na experiência histórica dos negros escravizados nos Estados Unidos, ela se viu traumatizada. Com os trajetos, o trabalho e a necessidade de se prover financeiramente, esse trauma aumentou as pressões reais de se manter física e emocionalmente estável. As "experiências cotidianas sendo parte do ritmo industrial da nossa cultura e de sobreviver ao trauma do terror da pobreza, da exaustão, da supremacia branca e do capitalismo",[34] escreve ela, levaram-na a cochilar por todo o campus.

Hersey começou a questionar a própria atitude em relação à rotina e como a história da escravidão poderia tê-la influenciado. "Venho de um legado de exaustão",[35] escreve Hersey. "A cultura de produtividade é uma colaboração entre a supremacia branca e o capitalismo. Ambos os sistemas tóxicos se recusam a perceber a divindade inerente aos seres humanos e, durante séculos, têm usado nossos corpos como uma ferramenta para a produção, para o mal e para a destruição."[36]

Quanto mais Hersey cochilava, mais percebia que era exatamente disso que seu corpo e sua mente precisavam. E mais: era exatamente o que ela estava programada para *não* fazer. O cochilo era uma prática surpreendentemente radical, porque, se a supremacia branca e o capitalismo a condicionaram, ao longo de várias gerações, a oferecer o corpo ao sistema econômico, ela estava fazendo o oposto. Hersey começou a criar "ministérios do cochilo", com foco em práticas de descanso e recuperação em sua comunidade. As sessões não eram feitas em um retiro de bem-estar exclusivo ou em um spa, e sim nos mesmos locais onde viviam e trabalhavam pessoas exaustas, condenadas a produzir de maneira excessiva pelo mesmo legado de Hersey. "O movimento Descansar É Resistir é uma conexão e um caminho de volta à nossa verdadeira natureza. Somos despidos até encontrarmos quem realmente éramos antes do terror do capitalismo e da supremacia branca. Nós somos suficientes. Somos divinos."[37]

A mensagem de Hersey é poderosa sobretudo ao considerarmos a perspectiva de uma mulher cujos ancestrais, como africanos escravizados nos Estados Unidos, souberam o que é ter seus corpos literalmente transformados em ferramentas de produção pela supremacia branca e pelo capitalismo. Mas a mensagem tem uma repercussão mais ampla. A supremacia branca tem sido uma força tóxica ao nos rebaixar, gerando violência e injustiça, forças devastadoras para toda a humanidade e catastróficas para o planeta. O capitalismo não conseguiu distribuir os benefícios do avanço social e científico de uma forma que nos protegesse da crise climática ou evitasse significativas desigualdades. Em ambos os sistemas devemos nos submeter a uma vida na qual vendemos trabalho em troca de um salário. Devemos aceitar as limitações impostas por nossa classe social, bem como as penalidades e os custos adicionais que vêm junto quando somos mulheres e, por fim, quando não somos brancos.

Sentada na sala de Laurence, onde me sinto acolhida como num útero, imagino o intenso apelo do meu corpo.

Imagino meu corpo implorando: *Se você não reconhece seu cansaço, se não enxerga seu esforço excessivo, se não reconhece gerações de mulheres exaustas em sua linhagem, se você nem mesmo consegue ver o homem que ama tirar cochilos bem na sua frente, você pelo menos vê o sangue?* O sangue tem uma mensagem, o sangue é uma dádiva, o sangue tem um significado. Até a etimologia das palavras na língua inglesa nos lembra que o ato de sangrar é uma bênção. "Bless", do inglês antigo "blōd", assim como o islandês "blóði", faz referência, de acordo com uma forte teoria etimológica, à oferta de sacrifício que vem do sangramento, de deixar um altar vermelho de sangue.[38]

Laurence ouve a história sobre como ainda vivo na ignorância, na melhor das hipóteses, e em repressão violenta, na pior, em relação ao meu ciclo menstrual. Ela não está tentando fazer com que me sinta melhor, mas me acalma com seus olhos, sua voz melodiosa, sua gentileza. Depois ela fala muito sério. Há consequências em viver dessa maneira, ela insiste. Ignorar os avisos do corpo durante a fase do sangramento vai te afetar na perimenopausa, quando você tiver que lidar com a perda de uma fonte de energia que nunca usou quando tinha.

Ela descreve a última fase do ciclo. A fase menstrual. O período de sangramento, o momento em que muitas mulheres sentem a energia mais baixa. A mensagem de Laurence é radical. Esse é um momento para descansar, não por alguns minutos ou por horas, embora nem isso eu tenha me permitido fazer. O descanso deve durar dias, enquanto reconhecemos que o trabalho está acontecendo dentro de nós, que nosso corpo está se purificando, desintoxicando-se, eliminando.

Sinto como se esse conhecimento não apenas preenchesse o vazio da minha consciência mas restaurasse também o saber interrompido das mulheres da minha família, que não foram iniciadas, que desviaram o olhar de suas próprias bênçãos, que foram e que estão exaustas. Assim como a lua, as marés e o nosso sangramento, essa interrupção se transformou em um ciclo. Mas esse é um ciclo que eu posso mudar.

# 2. Beleza

*e ela aprendeu*
*que deus não era o norte*
*nem o sul nem o oeste*
*sem cor mas tudo*
*que ela lembrava era*
*que Sabá era negra e formosa*

*e pensou*
*eu quero ser*

*bem assim.*

Nikki Giovanni, "Poema para Flora"[1]

*Sɛ Asuo Bi Kɔbɔ Asuo Bi Mu a Na Na No Adwo.*

Provérbio akan\*

---

\* "O riacho perde força quando entra no rio". Significado: Seu status aqui será diferente em outra terra. (N. T.)

Minha mãe sempre disse que Zizi tem mãos que curam. Esse é um dos infinitos paradoxos sobre minha pequena amiga esteticista. Com menos de um metro e meio, a pele oliva e firme, cabelos bagunçados e um apreço por macacões esportivos, é difícil adivinhar sua idade. Para falar a verdade, ela está chegando aos cinquenta, mas ainda frequenta raves. É a única pessoa que conheço que ainda ama raves, assim como ama livros de desenvolvimento pessoal, Ibiza, transar com um DJ lindo para depois descobrir que ele é um namorado problemático e seus gatos. Ela cuida do irmão, que é esquizofrênico paranoide, e da mãe, que está no Reino Unido há séculos mas até hoje só fala português. Zizi está em forma, por carregar sua maca portátil por aí, pelos milagres que faz em quem tem a sorte de deitar nessa maca e pelos circuitos intensivos de treino no parque. Mas ainda é viciada em cigarros. Cigarros adequados, de tabaco, devo ressaltar, porque "esses cigarros eletrônicos podem matar", como ela diz. Sem nenhum traço de ironia.

Zizi faz depilação, pedicure e massageia as mulheres da minha família há quase duas décadas. Ela conhece em detalhes nossas costas, lábios genitais, pés e axilas. Se as coisas que compartilho têm alguma importância, ela é também a guardiã de uma teia de segredos, coisas que dissemos a ela, mas nunca umas às outras. Nenhuma de nós sabe os segredos de Zizi: o modo como seu toque cura a tensão muscular, como seu esmalte fica nas nossas unhas por mais dias que o normal e por que razão os pelos sobre os quais ela empenhou uma violência admirável demoram tanto tempo para voltar a crescer. Ela tem algum tipo de superpoder da estética.

Na mesma medida, Zizi tem a energia nervosa de uma mulher ainda em processo de se sentir à vontade consigo mesma. Antes de sequer desdobrar a maca terapêutica, que carrega em uma bolsa pouco maior que seu corpo, quase sempre recusando qualquer tipo de ajuda, ela já se desculpa por cheirar a cigarro, depois por perguntar se está cheirando a cigarro e depois por se desculpar demais, afirmando que você deve estar mesmo é querendo relaxar.

Na verdade, ultimamente não tenho querido muito relaxar durante as consultas com Zizi. Temos muito a discutir. Na última vez em que nos encontramos, em nossa primeira sessão depois que as restrições da covid foram flexibilizadas, ela começou a me contar como seu apartamento havia sido possuído por um *jinn*, um gênio do mal.

Não é o tipo de coisa que dá para ignorar e depois continuar flutuando ao som do canto das baleias e das cachoeiras da playlist de spa que ela põe pra tocar. A história é longa. Zizi mora no mesmo conjunto habitacional há anos, sem nenhum problema. Mas durante o isolamento social, ela me contou, uma vizinha se mudou para o apartamento de baixo e começou a fazer estranhos e inexplicáveis barulhos no teto. O som, amplificado pelo silêncio e pelo confinamento, reverberava pelo chão de Zizi, que então pediu à vizinha que parasse. Ela, uma mulher jovem, não só não parou como ficou cada vez mais irritada e verbalmente agressiva, gritando insultos sempre que via Zizi, o que aumentava seu estresse.

Até que uma miscelânea de comportamentos erráticos por parte dessa vizinha, que, segundo as suposições de Zizi, pode ter questões de saúde mental não tratadas, levou outras pessoas do edifício a se queixarem à administração. A jovem foi, então, removida do apartamento, mas antes disso amaldiçoou Zizi, a quem culpava por sua situação de falta de moradia. A vizinha tinha ido embora, e o apartamento de baixo ficou vazio. Mas os barulhos não cessaram.

Fiquei curiosa com a escolha de palavras de Zizi para descrever seu atormentador como *jinn*. Zizi vem de uma família católica, mas o *jinn*, por vezes anglicizado como "gênio", é um fenômeno da tradição árabe e muçulmana. O Alcorão os descreve como as criaturas invisíveis que primeiro habitaram a Terra, às vezes amigos, às vezes inimigos dos homens. De qualquer forma, se você os encontrar, algo deu errado. Sem se preocupar com a etimologia teológica, Zizi diz que é um *jinn*, então é um *jinn*, e certamente do tipo demoníaco.

De acordo com Zizi, esse *jinn* começou batendo no teto do apartamento de baixo, mas com o tempo subiu e começou a viver no seu. E, embora Zizi não possa vê-lo, consegue senti-lo. Uma vez ela acordou no meio da noite com o *jinn* prendendo sua cabeça no travesseiro, deixando-a paralisada na cama. O *jinn* atormentou seus gatos, que ela suspeita que podem vê-lo, e os deixou exasperados. Ele fica por lá, fazendo barulho, e Zizi vive traumatizada na própria casa. Como inquilina de um conjunto habitacional do governo, essa situação a deixa com a opção desagradável de precisar explicar ao responsável pelos apartamentos que ela merece ter prioridade nas extremamente longas listas de espera para ser realocada, porque a possessão do *jinn* deixou inabitável o lar que antes era perfeito.

Não é necessário ser um especialista em habitação social para perceber que essa não é uma opção interessante. Zizi é uma mulher forte. Quando ela me conta essa história, estamos perto do primeiro Natal da pandemia global e ela sobreviveu a quase um ano inteiro desse confinamento de terror. A vizinha foi embora, e Zizi está determinada a mandar o *jinn* embora da mesma forma. Então, enquanto arranca os últimos pelos da minha axila com uma pinça, ela me conta sobre o xamã com quem se consultou. Segundo ele, o *jinn* se prendeu do lado esquerdo do seu corpo, e que é ali que ela deve concentrar sua energia de cura. Enquanto acalma minha pele com babosa refrescante, ela vai descrevendo rituais de queima de sálvia, purificação de cristal e invocação de energia que faz para limpar o ambiente. Ao pingar cera quente no meu joelho, que depois esfria e se transforma em um molde que ela arranca fora junto com os pelos, não posso deixar de pensar nas estranhas circunstâncias que nos uniam: duas mulheres modernas e um *jinn* rebelde em busca de um corpo depilado.

Hoje é o solstício de inverno. Depois de uma longa sessão de cera e *jinn* com Zizi, saio para uma caminhada noturna ao luar. Não estou tentando ser mística; só preciso de um pouco de ar fresco. Sempre, desde criança, adorei os solstícios: nasci perto de um solstício de verão, e aprecio a sensação de que a Terra está pendendo na direção de uma nova estação, mesmo quando parece que a atual começou outro dia mesmo. Olho para o chão e vejo o asfalto, o cascalho, a terra e a grama: os típicos materiais do chão das ruas dos subúrbios. Está frio, mas ainda não congelante, e comemoro em silêncio a ideia de que os dias agora começarão a ficar mais longos.

Passo pelas casas altas, com paredes de tijolos, que margeiam a área verde da vila, uma espécie de hall de entrada para a verdadeira natureza selvagem de Wimbledon Common: grandes mansões antes habitadas por imponentes homens do império britânico, da cidade e do palácio.[2] Uma delas pertence a um célebre, agora idoso, colunista de jornal, da época em que essa profissão poderia deixar uma pessoa rica. Ao leste, as construções encolhem e se transformam em belas casas de campo em tons pastel, reminiscentes de uma época mais distante, quando os aldeões rurais levavam as ovelhas para o pasto comunitário. É aí que noto um cenário incomum para uma tranquila noite de segunda-feira: uma longa fila de veículos estacionados. Não apenas carros, mas vans, trailers e caminhonetes. As pessoas carregam espreguiçadeiras, telescópios, cobertores e garrafas térmicas com chá quente, como se estivessem se preparando para assistir a um show.

Pergunto o que está acontecendo a uma mulher que me parece amigável, vestida com um suéter de tricô, mais velha, branca, empunhando uma câmera. "É a Grande Conjunção", ela explica. "Acontece uma vez a cada oitocentos anos." É desnecessário dizer, mas ela acrescenta: "Não veremos outra nesta vida!"

Ela olha além da grama e do lago e aponta para a vasta escuridão, onde o contorno das árvores em movimento se revela sutilmente sob as nuvens enevoadas pela noite. "Se o céu limpar, vai dar para ver bem. Olha ali." Sigo o dedo dela: em uma clareira, avisto vagamente dois pontos brilhantes no céu. "Saturno e Júpiter estão se movendo um em direção ao outro." Então ela me deixa sozinha, correndo até seu parceiro, para ter certeza de que ele viu também.


Em minha família paterna, os Hirsch, há uma linhagem de cientistas. Meu tio-avô, Sir Peter Hirsch, é um renomado cientista de materiais, condecorado por seus serviços na área.[3] Agora, com quase noventa anos, ele me conta que participou de um podcast, e que alguns "jovens" (na verdade acho que pessoas de meia-idade, mas, na idade de Sir Peter, somos todos jovens) foram à casa dele para gravar. Perceberam, disse meu tio-avô, que ele é um dos últimos cientistas vivos de um período de importantes descobertas do pós-

-guerra. Meu avô, John Hirsch, o irmão de Sir Peter Hirsch, não está mais por aqui. Ele foi um físico interessado em semicondutores que continuou na universidade, fazendo pesquisas e supervisionando teses, até os oitenta anos.[4] Meu pai, Peter Hirsch, herdou a paixão do pai e do tio pela física, tornou-se geofísico e é um eterno estudante das ciências naturais.

Papai adora astronomia, então ligo para ele e pergunto se sabe o que está acontecendo no céu. Depois de acenar para a simpática senhora do suéter de tricô, sentei em uma mureta e consultei o celular. O que descubro sobre a Grande Conjunção é mais bonito do que eu poderia imaginar. Júpiter e Saturno são os dois maiores planetas do nosso sistema. Nesse dia, do nosso ponto de vista na Terra, eles vão se aproximar tanto, separados por apenas um décimo de grau, que parecerão uma única estrela brilhante, como descreve a Nasa.[5]

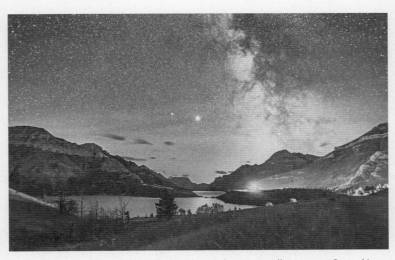

Júpiter e Saturno fotografados de um lago em Alberta, no Canadá, durante o verão que antecedeu a Grande Conjunção. O objeto mais brilhante é Júpiter, o menos intenso, Saturno.

Essa "conjunção" acontece na verdade a cada vinte anos. Mas dessa vez os dois planetas estão o mais próximos que já estiveram desde 1623, apenas treze anos depois de Galileu apontar seu telescópio para o céu noturno. Acrescentando ao fato a data da conjunção, o solstício de inverno, cientistas e astrólogos o consideram um evento celestial único.

Meu pai está por dentro, ele me diz. Não só a respeito da conjunção mas do fato de que coincidentemente está acontecendo na noite mais longa do ano no hemisfério Norte. Isso significa, segundo a Nasa, que temos a oportunidade mais longa possível de observar um grande espetáculo astronômico.

"Então, pai...", continuo, dessa vez, com cautela, "o que você acha da interpretação astrológica?" Além do site da Nasa, consultei Chani Nicholas, minha astróloga favorita. Ela explicou que essa Grande Conjunção marca o início de uma nova era de duzentos anos, uma "Era de Aquário", e isso consiste em muitas mudanças. "Júpiter traz a chuva da abundância, e Saturno nos encoraja a construir os coletores necessários para capturar essa água e aproveitá-la", escreve ela, lindamente. "Leve seu potencial a sério. Temos um mundo a criar."[6]

"Não", diz meu pai. E essa palavra é sua resposta completa. Eu insisto. "É só do nosso ponto de vista arbitrário que os planetas parecem próximos uns dos outros", ele continua. "Se estivéssemos na Lua, isso não seria nada. Não tem nenhum significado mais profundo. Desculpe, mas não acredito nisso."

Amo meu pai e fui criada e educada segundo a visão dele e da família de que, se alguma coisa não tem base na ciência, não é digna do seu interesse. Não sei bem por que sempre me importei tanto com a perspectiva astrológica do universo, que, nesse dia em questão, insiste que a Grande

Conjunção é um posicionamento infundido de poder cósmico e espiritual. Pergunto a mim mesma por que de repente estou me analisando com base em uma aparição planetária que ocorre uma vez a cada muitas gerações. Faço uma revisão do ano, reavaliando meus projetos, porque, conforme Chani, "se você tem alguma coisa... se estiver disposto a trabalhar intensamente por um longo período de tempo, este é o momento de começar". Reflito sobre meu trabalho, prometendo priorizar o que é mais significativo, me concentrando no processo, em vez de em um resultado específico. Pensando sobre esse dia agora, me pergunto se foi o momento em que me comprometi mentalmente com o projeto de escrever este livro.

Segundo os astrólogos, durante os últimos duzentos anos as conjunções de vinte em vinte anos de Saturno e Júpiter aconteceram em Capricórnio, um signo de terra, relacionado a regras e posses. Isso "poderia explicar a obsessão da nossa sociedade pelas coisas materiais, pela conquista de terras e dinheiro", afirma a experiente astróloga Narayana Montúfar.[7] A transição para Aquário, um signo de ar, representa ideias, progresso e humanidade. Alguns astrólogos chegam a considerar esse ciclo o alicerce sobre o qual o mundo é construído.

Observo as pessoas ali em Wimbledon Common, com suas espreguiçadeiras e garrafas de chá, telescópios e câmeras. Elas estão aqui pela astronomia ou pela astrologia? O mundo segundo a Nasa e meu pai ou o mundo de acordo com Chani?

Essas perspectivas parecem muito binárias. De um lado, existe a magia do misticismo. Como escreveu o poeta americano Walt Whitman:

Quando, sentado, ouvia o astrônomo muito aplaudido, na sala
de conferências,
Senti-me logo inexplicavelmente cansado e enfermo,
Até que me levantei e saí, parecendo sem rumo
No ar úmido e místico da noite, e repetidas vezes
Olhei em perfeito silêncio para as estrelas.[8]

Do outro lado, existe a ciência. "Quando você ficou doente, recorreu às orações dos padres ou ao tratamento dos médicos?", pergunta Steven Shapin, professor de Harvard. "Quando o país sofreu com o cólera, era melhor instituir dias de jejum ou tratar o abastecimento de água? As inundações e as secas foram punições de Deus pelo comportamento imoral ou o resultado de forças plenamente naturais?"[9]

Para falar a verdade, ambas as perspectivas fazem sentido para mim.

Shapin sintetiza o pensamento de Max Weber, o grande sociólogo cujas ideias foram moldadas e fortemente influenciadas pelo pensamento europeu do século xx. Weber foi considerado por muitos o pai da sociologia moderna, e suas noções sobre a burocracia e a modernidade influenciaram, de uma forma ou de outra, a vida de todos nós.[10] Para mim, o pensamento do velho professor alemão, tendo a última grande pandemia global causado o caos que causou, é estranhamente familiar. Weber acreditava que o secularismo, o declínio da crença religiosa e supersticiosa, tornaria redundantes todos os outros tipos de sistemas de conhecimento espirituais, mágicos e antigos, como a astrologia. Meu avô nasceu na Alemanha pouco depois da morte de Weber. E, embora tenha sido forçado a fugir dos nazistas por conta de sua hereditariedade judaica, bebeu da mesma fonte do pensamento secularista. Esse lado da minha família me levou a acreditar que o progresso é alcançado por meio da aprendizagem, da descoberta, da evidência e da razão. Todo o resto é faz de conta.

Weber foi um grande protagonista na propagação dessa forma de ver o mundo. Mas isso não o deixou muito feliz. Essas sociedades ficariam desencantadas, concluiu Weber, esvaziadas do seu apego cultural à magia, como se o feitiço tivesse sido desfeito. Não existe uma palavra para isso em outras línguas, só em alemão: *Entzauberung*. Chamaremos isso de "desencantamento do mundo".

Penso nesse desencantamento do mundo enquanto observo Júpiter e Saturno aparentemente colidindo no céu de Wimbledon Common. Como uma mulher da minha idade assistiria a isso oitocentos anos atrás? A humanidade ainda estará aqui para presenciar o próximo fenômeno daqui a oitocentos anos? Não fui atrás desse show celestial, simplesmente o encontrei por acaso. Penso no impacto dessa mensagem que eu não sabia que precisava ouvir, como um bálsamo tranquilizante, de que uma Era de Aquário trará nova vida a um mundo alterado para sempre por uma pandemia que nos fez consultar as regras antes de abraçar um ente querido. Penso em Zizi e em seu *jinn*.

Weber ficaria confuso. Ele sabia que a ciência não era o bastante, mas acreditava que seu monopólio sobre nossa mentalidade era inevitável e que o ofuscar da crença religiosa seria uma consequência inevitável da modernidade. Suas ideias repercutiram. "As crenças mágicas", escreve Keith Thomas em seu prestigioso trabalho da década de 1970 *Religião e o declínio da magia*, "não desfrutam mais do mesmo reconhecimento hoje. Astrologia, bruxaria, cura mágica, adivinhação, profecias antigas, fantasmas e fadas são agora devidamente desprezados pelas pessoas inteligentes."[11]

Sem magia, a arte não poderia existir. Em seu famoso ensaio de 1935 "A obra de arte na era da reprodutibilidade técnica", o filósofo Walter Benjamin previu que os avanços tecnológicos também quebrariam o feitiço que a arte exercia sobre a humanidade. "Aquilo que se atrofia na era da reprodutibilidade mecânica", escreveu ele, "é a aura da obra de arte."[12] Benjamin escreveu numa época em que a fotografia e o cinema faziam grandes avanços. Era um filósofo judeu na Alemanha dos anos 1930, onde meus parentes também viviam.

A Grande Conjunção veio e se foi. Em teoria, durou semanas. Nos dias em que as nuvens se abriram, procurei por ela, embora nunca mais tivesse brilhado tanto como naquele solstício de inverno, quando soube da sua existência pela primeira vez.

Um ano depois, eu estava pensando novamente nas previsões de Weber e Benjamin quando um exército de "avatares mágicos" inundou meu feed do Instagram. Aparentemente do nada, as pessoas que sigo se transformaram em rainhas futuristas, guerreiras intergalácticas e pioneiras de naves espaciais. Parecia que o mundo inteiro estava alucinado por uma nova onda de aplicativos de inteligência artificial. Para falar a verdade, achei incrível. Lá estavam as imagens de pessoas que eu conhecia e seguia transformadas e idealizadas em fantasias estéticas de outros mundos. E tudo isso foi feito por robôs. Não foi o feitiço da arte que se quebrou; foram os algoritmos, não os humanos, que o lançaram.[13]

Mas a questão é que os robôs trapacearam. E a retaliação foi rápida e brutal. Primeiro, a IA foi acusada de fazer as pessoas parecerem mais magras, sexualizadas e com a pele clareada. Em seguida, um grupo de artistas entrou com uma ação judicial, alegando que seu trabalho havia sido utilizado para abastecer esses geradores de IA sem consentimento, uma "evidente e séria violação de seus direitos" por "um programa de computador alimentado inteiramente pelo trabalho árduo dessas pessoas". Jornalistas e comentaristas concordaram. "Foi provavelmente o maior roubo de arte da história", escreveu um deles. "O trabalho dos artistas não foi usurpado por ladrões em um esquema no estilo *Onze homens e um segredo*. Em vez disso, foi discretamente copiado da internet por um bot e depois usado para abastecer alguns dos modelos de inteligência artificial mais sofisticados que existem."[14]

Até a forma como algumas das empresas atacadas defenderam seu trabalho parecia sugerir que os artistas humanos são insubstituíveis. "Os resultados não podem ser descritos como réplicas exatas de qualquer obra de arte específica", escreveu uma delas. "A IA é capaz de analisar e aprender depressa a partir de grandes conjuntos de dados, mas não tem o mesmo nível de atenção e apreciação pela arte que um ser humano."[15]

A febre dos avatares mágicos passou, mas deu início a uma nova conversa sobre o papel da tecnologia na criação de padrões de arte e beleza. A verdade é que o feitiço da arte, assim como os artistas humanos capazes de criá-la, estão vivos e bem. Mas, com uma reviravolta digna do século XXI, agora precisam lutar judicialmente para serem pagos e reconhecidos por sua magia. O *Entzauberung* não aconteceu. As sombrias previsões de desencantamento de um século atrás, que serviram de referência para grande parte da minha educação, estavam erradas.

Uma das coisas que subestimaram foi o impacto do colonialismo nas sociedades europeias. É o que o autor Kojo Koram chama de "Bumerangue" dos impérios.[16] Os colonizadores sabiam que estavam exportando o cristianismo, mas não perceberam que os povos colonizados adotavam a nova religião com uma das mãos mas continuavam a praticar suas crenças tradicionais com a outra. As crenças que pessoas da minha linhagem akan, talvez mesmo minha família, conservam em Gana representam uma importante continuidade de práticas antigas.[17] O fogo do culto aos ancestrais, panteões complexos de divindades e espíritos, bem como uma panóplia de práticas espirituais, não se extinguiu; pelo contrário, continuou a arder em toda a diáspora africana, desde o golfo da Guiné até Salvador, no Brasil, nas ilhas do Caribe e em toda a América do Sul.

O efeito bumerangue trouxe essas crenças de volta ao antigo coração do império, inclusive para gerações como a minha, criadas em países como a Grã-Bretanha, que nunca nos aceitaram plenamente, estigmatizaram-nos e nos racializaram, o que no final nos aproximou de nosso sentido de conexão ancestral. Uma nova leva de acadêmicos estuda esse fenômeno e o descreve como "florescimento das crenças em bruxaria, magia e feitiçaria, contrariando as expectativas", causada pelos "deslocamentos relacionados ao projeto colonial".[18]

Na Grã-Bretanha, não só os filhos do império estão encontrando um novo significado em crenças ancestrais. No censo de 2021 da Inglaterra e do País de Gales, o número de pessoas que se autodeclararam pagãs aumentou quase 50% em relação à década anterior, passando de 57 mil para 74 mil. Cerca de 13 mil pessoas descreveram sua religião como wicca, a maior das religiões pagãs modernas, cuja herança vem da Europa pré-cristã.[19] A "literatura de bruxas" esteve, como dizem, "tomando conta" das listas de livros mais vendidos do Reino Unido em 2023, incluindo *O clã das mulheres Weyward*, de Emilia Hart, e o segundo volume da série best-seller *Realeza das bruxas*, de Juno Dawson.[20] A comunidade do TikTok #witchtok acumulava, no momento em que este livro foi escrito, mais de 30 bilhões de visualizações, e esse número continuava aumentando.[21]

Você não precisa acreditar em magia, astrologia, gênios ou auras. Mas, quer você goste ou não, as pessoas parecem cada vez mais se deixar guiar pela curiosidade, descobrindo que ela as conduz a esses sistemas de conhecimento ancestrais. Indivíduos com alta escolaridade e pessoas como eu, criadas para aprender, compreender e respeitar a ciência. Acho que estamos vivendo o reencantamento do mundo.


Quando encontro Zizi de novo, ela me surpreende com uma distinta sugestão pró-ciência. Por que não tentar a depilação a laser?, sugere. Em vez de pagá-la quase todo mês para torturar os meus folículos capilares, por que não acabar com eles de uma vez por todas? Ao longo dos anos, pelo que ouvi dizer, o trabalho com laser em tons de pele mais escuros tem sido bastante questionável. Mas Zizi comenta que a tecnologia avançou muito. Ela gostaria de fazer também. Curiosamente, está abrindo mão de uma fonte de renda porque acha que pode ser melhor para mim.

Pesquiso sobre depilação a laser e descubro que Zizi tem razão: a tecnologia evoluiu um bocado. A primeira empresa a criar uma terapia a laser aprovada pela FDA foi processada, e derrotada, por clientes furiosos cujos pelos cresceram logo depois de se submeterem ao tratamento. Sem se pronunciar publicamente, a empresa fez acordos fora dos tribunais e, aos poucos, foi à falência.[22]

O laser funciona identificando a melanina encontrada no pelo. Contanto que o pelo seja mais escuro que a pele ao redor, apenas o pelo absorve a luz, e não a pele. Durante anos esse procedimento só funcionou bem para pessoas de pele clara e pelo escuro.[23] Até que os cientistas desenvolveram comprimentos de onda diferentes: curtos para peles mais claras e longos para peles mais escuras, nas quais o contraste era menos acentuado. Os erros, contudo, não foram poucos. Os potenciais efeitos colaterais incluíam, e ainda incluem, coceira, vermelhidão, acne, hipo ou hiperpigmentação (marcas claras ou escuras) e lesões semelhantes a queimaduras solares.[24]

Sabendo disso, quem em sã consciência ainda consideraria passar por esse processo? Quem tiraria a roupa, poria óculos escuros e encararia uma máquina sabendo que ela emitiria átomos com comprimentos de onda específicos de luz para atingir a melanina nos pelos do corpo, com resultados potencialmente perigosos? Sim, eu mesma.

Então aqui estou eu, no início do meu ano de embelezamento baseado em tradições ancestrais. Na indecorosa posição de separar minhas nádegas sob o jato frio do aparelho a laser, enquanto os átomos são estimulados, os elétrons sobem e descem e os feixes de luz atingem meus cantinhos. Ainda por cima, estou cerca de mil libras mais pobre por esse privilégio.

Isso é uma pechincha quando se considera que, em média, a mulher norte-americana que se depila uma ou duas vezes por mês gastará mais de 23 mil dólares (cerca de 18 500 libras) ao longo da vida.[25] Noventa e nove por cento das mulheres já se depilaram uma vez que fosse. As britânicas, em média, gastam ainda mais: 23 mil libras em depilação, parte de um gasto estimado de 70 294 libras só com a aparência.[26]

Lembro do impacto causado por Naomi Wolf em seu trabalho inovador *O mito da beleza*, publicado pela primeira vez quando eu estava no ensino fundamental. Eu o li na universidade, enquanto projetava a vida profissional que teria no futuro, e fiquei impressionada com a descrição da "tripla jornada de trabalho" que as mulheres são obrigadas a empreender. A tese de Wolf, difícil de refutar, é que, além das responsabilidades profissionais e das funções domésticas e de cuidado, distribuídas de forma desigual, as mulheres também precisam trabalhar para se adequar aos padrões de beleza da sociedade. Uma mulher, escreveu Wolf, vai "acrescentar a seus compromissos *profissionais* o trabalho sério no campo da 'beleza'. Essa nova responsabilidade foi se tornando cada vez mais rigorosa: as somas em dinheiro, a dedicação e o talento que devia investir não poderiam ficar abaixo das anteriores. As mulheres assumiram ao mesmo tempo os papéis de dona de casa, de profissional que faz carreira e de profissional da beleza".[27]

Já perdi a conta de quantas vezes, em uma reunião, uma mulher me viu olhar para suas mãos (eu adoro mãos!), achando que eu analisava as unhas dela, e pediu desculpas por não estar com a manicure em dia. Ou quando amigas em viagens de férias, apesar de terem emprego e família que demandam trabalho, ficam constrangidas com o estado dos pés, agora à mostra ao usarem sandálias. Já perdi a conta de quantas vezes fui eu que me desculpei pelas mesmas coisas. Essa expectativa não é uma injustiça apenas no que diz respeito ao nosso tempo, mas também ao nosso dinheiro. Há evidências crescentes da dimensão do chamado "imposto rosa"; ou seja, a disparidade de preços baseada em gênero. Em outras palavras, quando homens e mulheres compram o mesmo tipo de produto — como sabonetes, hidratantes, cremes faciais ou desodorantes —, as versões para mulheres são mais caras.[28]

As lâminas para pelos corporais são as grandes culpadas.[29] As direcionadas ao público feminino expõem todas as características das estratégias da disparidade de gênero: custam mais, são embaladas em rebuscados e desnecessários pacotes cor-de-rosa, fazem sérias alegações sobre peles sedosas e canelas sensuais. Um dos motivos pelos quais investi no laser foi para me poupar dessas incessantes despesas no longo prazo. É o que digo a mim mesma enquanto estremeço com o desconforto da posição em que estou e com a dor aguda da luz aniquiladora de pelos. Mas por quê? Por que continuo me submetendo a procedimentos caros e desconfortáveis apenas para eliminar os pelos que a natureza, em sua sabedoria, quis que tivéssemos nas partes íntimas, nas axilas e em todos os outros lugares em que eles existem na nossa pele?[30] No momento de maior desconforto (quem disse que o laser é indolor estava mentindo), fico tentada a amaldiçoar Zizi em pensamento. Afinal, isso foi ideia dela. Mas sei que na verdade ela estava tentando me fazer economizar o que sobrou das 23 mil libras que ainda não gastei em lâminas de barbear de embalagens cor-de-rosa e em dolorosas sessões de depilação. Não posso culpá-la.

A pessoa a quem culpo, entretanto, é Charles Darwin. Antes de seus estudos sobre a evolução, um trabalho que mudou paradigmas, as práticas em relação aos pelos corporais eram tão diversas quanto as culturas em que estavam enraizadas. Nas sociedades indígenas, algumas culturas achavam os pelos bonitos, enquanto outras os removiam. Os europeus, por sua vez, eram em geral peludos: os homens consideravam barbas robustas um indicativo de saúde, enquanto as mulheres brancas estavam tão cobertas com roupas que não se preocupavam com a visibilidade dos pelos corporais. Os colonos brancos na América do Norte comentavam sobre a estranheza, por exemplo, dos nativos americanos que depilavam o corpo e faziam a barba. Em uma dinâmica de poder colonial, a falta de compreensão de uma cultura raramente é livre de consequências. Um dos pais fundadores dos Estados Unidos, o presidente Thomas Jefferson usou as práticas de remoção de pelos dos nativos americanos como possível evidência de que eram "incapazes de civilização".[31]

Nas culturas europeias existiam práticas para remover pelos, mas geralmente se concentravam nas únicas áreas visíveis no corpo de uma mulher coberta pelos modos de vestir da época, sobretudo a temida testa pequena nas mulheres: "Os pelos cresciam nas testas e nas têmporas, deixando as mulheres desfiguradas".[32] Para isso, escreve Rebecca Herzig em seu livro sobre a depilação *Plucked*, existiam na Europa, desde os tempos medievais, receitas incrivelmente complicadas de depilação, que incluíam cal, arsênico e penas.[33]

Herzig argumenta que tudo mudou com Darwin. *A origem do homem e a seleção sexual*, seu livro de 1871, apresentou ao mundo em detalhes a ideia de que o homem evoluiu aos poucos, "avançando gradualmente de uma criatura semelhante a um macaco para o homem como ele existe atualmente".[34] A ideia de que os pelos poderiam ser uma espécie de resquício evolutivo daquele passado de "macaco" deu início a uma tendência que nunca passou: relacionar a presença de pelos, na imaginação ocidental, a um passado selvagem. E, se os pelos do corpo estão ligados a espécies animalescas do passado, então é óbvio que a ideia de removê-los passa a ser associada não apenas à beleza, mas à civilização, até mesmo à humanidade.

Além da minha pequena humilhação atual, esparramada na mesa de laser, essa relação entre pelos corporais e a noção de humanidade causou um número razoável de tragédias e absurdos nos últimos séculos. Um episódio histórico revela a história de Krao, uma jovem nascida em 1876, no território hoje conhecido como Tailândia, com uma condição rara em que todo o corpo era coberto por pelos grossos e escuros. Capturada por "exploradores" e separada da família aos sete anos de idade, Krao passou a ser exibida pela Europa como um exemplo da teoria da evolução de Darwin.

A verdade sobre Krao é que ela provavelmente nascera com hipertricose congênita, uma doença que resulta em pelos corporais mais prevalentes do que o habitual, e por isso a menina foi tirada de sua comunidade e exposta para o entretenimento da Europa e dos Estados Unidos. Mas, na imaginação das pessoas influenciadas por *A origem do homem e a seleção sexual* de Darwin, ela se tornou evidência de uma raça de pessoas semelhantes a macacos, habitantes de árvores, nada menos do que o "elo perdido" entre o homem e seus predecessores evolutivos.[35]

Existem pouquíssimas defesas na atualidade para os jardins zoológicos e circos de horrores que estigmatizaram as pessoas de forma assustadora na era vitoriana, e até mesmo no período moderno: o último deles existiu até 1958, na Bélgica, apenas alguns anos após a independência de Gana e de muitos outros países da Commonwealth.[36] Mas ainda hoje a narrativa sobre Krao — certamente entre os entusiastas de espetáculos de horrores, mas também evidente em algumas análises acadêmicas —[37] parece ser a de que ela teve uma boa vida, foi educada e se tornou independente, atraiu admiradores e não se importava com ser encarada pelas pessoas.[38]

Há uma imagem de Krao que quase dá respaldo a essa suposição. No retrato, ela parece independente e segura de si, usando lindos calções, corpete e cinto, com uma combinação peculiar de meias soquete e sapatilhas. Seu longo cabelo está penteado para trás, de forma ousada, sobre um dos ombros, chegando até o chão.

Olhando essa imagem, vejo uma jovem que trabalhou arduamente para proteger sua humanidade e identidade como

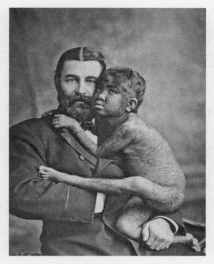
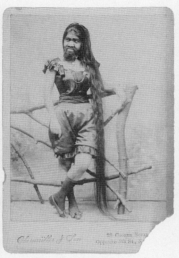

(À *esq.*) Krao com William Leonard Hunt em 1883.
(À *dir.*) Krao na juventude, *c.* 1890.

ser humano, mulher e indivíduo. No entanto, é difícil não lembrar de registros anteriores e perturbadores dela nua, vulnerável, embalada por um senhor vitoriano em traje formal, como se fosse um animal de estimação no seu colo.

Quando morreu, aos cinquenta anos, ela pediu para ser cremada: assim evitaria que seu cadáver se tornasse um espetáculo. Esse não me parece um pedido de uma pessoa que de fato gostasse de ser exibida de forma pública.

Krao tinha bons motivos para pensar em proteger a própria dignidade após a morte. Sua experiência é frequentemente comparada à de Julia Pastrana, ainda mais explorada, nascida no México em 1834 com duas condições raras, não diagnosticadas na época: hipertricose lanuginosa generalizada, que deixava seu rosto e corpo cobertos de pelos grossos, e hiperplasia gengival, que aumentava a espessura de seus lábios e gengivas. Pastrana foi literalmente comprada, décadas após a abolição da escravatura no México, por um funcionário da alfândega que passou a exibi-la em um circo itinerante de humanos excêntricos. Em Nova York, ela conheceu e se casou com o empresário Theodore Lent, por quem parece ter se apaixonado de verdade. Quando a validade da sua certidão de casamento foi questionada em tribunal, Pastrana declarou ao juiz que "era casada e não desistiria do marido por ninguém".[39]

Lent logo se tornou o empresário de Pastrana e, se ele também a amava, tinha uma forma curiosa de demonstrar esse amor. Ele promoveu turnês europeias nas quais Julia era descrita como "semelhante a um gorila" ou "extremamente repugnante". Ela morreu dias depois de dar à luz o filho deles, e Lent seguiu exibindo os cadáveres da esposa e do bebê. Em 2013, a artista visual radicada em Nova York Laura Anderson Barbata, horrorizada com o que aconteceu com Pastrana, venceu uma batalha legal de quase uma década para que seus restos mortais fossem repatriados da Noruega, onde foram encontrados em uma caçamba de lixo e armazenados, para o México, onde finalmente teve um enterro digno em um local perto de sua cidade natal, mais de 150 anos após sua morte.[40]

A oportunidade de lucrar com mulheres que tinham pelos no corpo era apenas um sintoma da convicção crescente de que os pelos representavam uma conexão com o passado animal da humanidade. Ali nascia a demanda pela depilação completa. As técnicas necessárias para obter uma pele livre de pelos, contudo, viriam de uma fonte nada bonita.

Na mesma época das publicações de Darwin, as cidades norte-americanas se tornavam cada vez mais povoadas graças à industrialização, e a produção de carne disparou. Os animais eram abatidos em matadouros centrais fétidos, onde suas carcaças eram processadas em máquinas. O antiquado método de raspar essas carcaças à mão, triturando-as e as amassando com estrume, já não era mais suficiente. Novas combinações químicas de cal, sulfetos, cianetos e aminas foram desenvolvidas para tornar mais eficaz o processo de remoção dos pelos dos animais. Não é nada agradável imaginar o que os resíduos dessa mistura tóxica devem ter causado no abastecimento de água. Mas a técnica alcançou seu objetivo: os animais passaram a ser despelados com mais eficiência. E se os pelos dos porcos eram arrancados com tanta facilidade, perceberam os empresários, era possível fazer o mesmo na pele humana, aliviando as moças dos desagradáveis pelos faciais, tão "prejudiciais à sua beleza".[41]

Um dos primeiros a lucrar em grande escala com a depilação foi o dr. T. Felix Gouraud, um homem com uma vida pessoal complicada e uma família conflituosa,[42] que fundou uma das marcas de beleza mais vendidas do final da era vitoriana. Seu Creme Oriental prometia a "purificação e o embelezamento da pele [...]. A remoção de bronzeado, espinhas, sardas, melasma, irritações e doenças de pele e todas as imperfeições estéticas, por menores que sejam". Também continha perigosos compostos de mercúrio, presentes nos produtos da empresa até a década de 1930.[43] Um de seus produtos mais longevos foi o Poudres Subtile for Uprooting Hair, divulgado com grande sucesso graças ao apoio de celebridades. Gouraud foi um pioneiro astuto ao promover a segurança e a confiança de sua marca em uma época em que a depilação ainda era arriscada, bem como ao ambiciosamente afirmar que sua fórmula era usada pela "própria rainha de Sabá".[44]

A rainha de Sabá é, de certa forma, a padroeira das mulheres com pernas peludas. Foi um ícone cuja beleza, riqueza e inteligência a tornaram musa ao longo dos milênios, e uma das poucas figuras femininas documentadas em todos os três livros das religiões abraâmicas. Chamada de "Sabá" ou "rainha do Sul" pelos judeus e na maioria das tradições cristãs, na Igreja copta da Etiópia ela é Makeda.

Sabá desempenha um papel fundamental na história da Etiópia. Dizem que viajou de sua cidade natal, Axum, no norte da Etiópia, até Jerusalém para conhecer o famoso rei Salomão. Ela queria testar o lendário rei da sabedoria e saciar sua curiosidade. Até sua entrada teve proporções bíblicas. "Chegou a Jerusalém com numerosa comitiva, com camelos carregados de aromas, grande quantidade de ouro e de pedras preciosas", de acordo com o Livro dos Reis do Antigo Testamento. "Apresentou-se diante de Salomão e lhe expôs tudo o que tinha no coração."[45] Sabá é uma figura tão significativa para os cristãos que Jesus prediz seu regresso. "A rainha do sul se levantará no Julgamento juntamente com esta geração e a condenará, porque veio dos confins da terra para ouvir a sabedoria de Salomão. Mas aqui está algo mais do que Salomão!"[46]

De acordo com o *Kebra Nagast* (ou Glória dos Reis), o livro basilar da Etiópia medieval, a rainha de Sabá ficou com Salomão durante seis meses, tendo engravidado pouco antes de voltar ao seu reino. O filho que ela deu à luz se tornaria o rei Menelik i, fundador da longa dinastia de imperadores que governaram a Etiópia por 3 mil anos. "Do Egito virão os grandes, a Etiópia estenderá as mãos para Deus", diz o Salmo 68,32, também conhecido como "a Profecia Etíope". Quando Haile Selassie, descendente de Menelik i, foi coroado Ras Tafari em 1930, os africanos haviam sobrevivido a séculos de opressão do comércio transatlântico de escravizados e da colonização. Nesse contexto, a profecia etíope teve um destino diferente.

"Olhem para a África quando um rei negro for coroado, pois o dia da libertação está próximo", disse Marcus Garvey, o envolvente pregador, ativista e líder norte-americano que mudou o mundo com a sua interpretação da profecia etíope em 1920.[47] Da Virgínia de antes da Guerra de Secessão até a república de ex-escravizados repatriados na África Ocidental e às ilhas do Caribe, a profecia etíope foi compreendida como um poderoso antídoto contra a supremacia branca e um grito de guerra para a rebelião revolucionária dos africanos escravizados e seus descendentes. Para muitas pessoas, a profecia se cumpriu com a coroação desse príncipe negro, que descende do rei Salomão, e do rei Davi antes dele, na Etiópia, o único reino africano na época que nunca havia sido subjugado plenamente pela colonização europeia.

Os descendentes da rainha de Sabá eram a personificação da divindade negra, na tradição bíblica rastafári, os "reis dos reis", uma promessa que alcançou os negros em todos os lugares, inclusive eu, uma garotinha negra de Wimbledon tentando entender um mundo que estigmatizou a negritude como uma coisa vergonhosa. Um dos meus tios me deu uma biografia de Marcus Garvey, e me lembro de sentir minha mente se expandindo enquanto lia. Como é que a Bíblia, o mesmo livro que passei a associar à branquitude e à destruição imperial das antigas culturas africanas, também continha a promessa de que o destino de África não estava na opressão, e sim na dignidade, na santidade e no poder?

Em 1936, os fascistas de Mussolini invadiram a Etiópia, e o último governante entre os descendentes da rainha de Sabá foi forçado a fugir. Em uma estranha reviravolta na miríade de fios que ligam de forma aleatória todas as nossas histórias, o exílio o levou a Wimbledon. Ele encontrou refúgio junto à artista e ativista britânica Hilda Seligman, que esculpiu uma estátua dele, perto da qual eu costumava brincar quando era criança — depois que a casa de Seligman foi demolida, a estátua foi transferida para o Parque Cannizaro, os jardins refinados de uma antiga mansão italiana perto da minha casa, onde minha irmã e eu brincávamos subindo em árvores depois do almoço de domingo. Ao ler o livro que meu tio me deu, comecei a entender por que a estátua atraía visitas de religiosos aos quais essa profecia falava mais profundamente. Os rastafáris peregrinavam até esse local inesperado, um dos espaços menos negros que consigo imaginar, mas onde, no entanto, era possível olhar nos olhos o homem que veio a personificar a promessa da libertação negra.

Para mim, era uma das poucas brechas de esperança em um mundo que parecia indiferente às dificuldades enfrentadas por pessoas negras, embora esses problemas estejam presentes em todos os aspectos da vida britânica.[48] Eu nunca poderia ter imaginado que um dia eu estaria em Axum, o berço dessa tradição mística. E, mesmo assim, em 2019 olhei para o local de nascimento — assim acreditam os etíopes — da rainha de Sabá. Aos 38 anos, durante as filmagens da minha série documental para a BBC *African Renaissance*, esse foi um momento de conciliar a reverência espiritual e a sincera esperança de que o sol escaldante do norte da Etiópia não derretesse minha maquiagem antes da gravação.

Para um dos grandes e esquecidos centros religiosos do mundo antigo, comparável a Jerusalém e Constantinopla (atual Istambul), a cidade de Axum estava estranhamente calma e tranquila. Eu esperava uma cena turística movimentada, mas os visitantes no norte da Etiópia eram escassos mes-

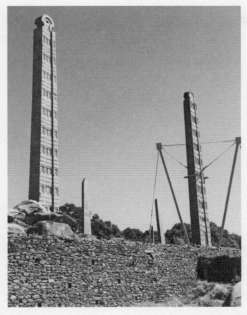
Os obeliscos de Axum, fotografados em 2019.

mo naquela época, meses antes de o atual trágico ciclo de violência e conflito eclodir na região. Os peregrinos, vestidos de branco, moviam-se em grandes e silenciosos grupos, como se o líder que seguiam fosse divino, e não terrestre. Pareciam formigas operárias em busca de propósito e paz. As estradas ao redor eram ladeadas por geodos, rochas lamacentas que se abrem para revelar aglomerados de ametistas sobrenaturais brilhando em seu interior. A poucos metros estavam os restos do Império Axumita, um dos mais sofisticados do mundo antigo, uma história ainda visível nos 120 obeliscos remanescentes ali. O mais alto deles é também o maior túmulo megalítico do mundo, uma espécie de arranha-céu antigo com ornamentações semelhantes a janelas, coroado por um sol nascente.[49]

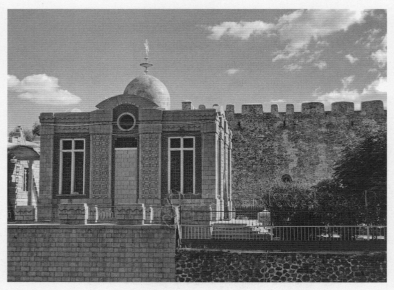

A igreja de Santa Maria de Sião em Axum, Etiópia, onde algumas pessoas acreditam que a Arca da Aliança esteja guardada. Fotografada em 2019.

De acordo com o *Kebra Nagast*, o filho de Sabá, Menelik, voltou já adulto a Jerusalém e trouxe consigo algo tirado do templo de seu pai, o rei Salomão. Esse algo era a Arca da Aliança, contendo as verdadeiras tábuas nas quais estavam inscritos os Dez Mandamentos recebidos por Moisés.

Alguns etíopes acreditam que a presença da arca no país foi o que protegeu a Etiópia, e somente ela, da submissão aos poderosos impérios da Europa. O impacto desse prestígio permeia todos os aspectos da vida cotidiana: a Etiópia não tem uma língua europeia como forma de contato oficial e funciona segundo seu próprio e antigo sistema de hora e data. No momento em que escrevo, o calendário gregoriano, que a maior parte do mundo segue, diz que estamos em 2023. Mas, na Etiópia, é 2015.[50] Esse é o poder da

100

arca para aqueles que acreditam nela, a qual está guardada dentro de uma capela especialmente construída na catedral de Axum, em uma caixa.

E não, você não pode vê-la. Ninguém pode. A arca é guardada por um monge que jurou fidelidade e celibato, e que a vigia sozinho, queimando incenso. Quando sua morte se aproxima, ele designa um sucessor que seguirá o mesmo destino. Isso também não pode ser comprovado. Fiquei ali do lado de fora da capela pequena, angular e perfeitamente simétrica, com vidros ornamentados e um telhado verde-menta em formato de cúpula, coroado com uma cruz copta. Fiquei frustrada com os rolos de arame farpado e a cerca pintada, ironicamente, com as cores da libertação africana, apesar de servir para manter os africanos e todo mundo do lado de fora. Acima de tudo, fiquei transtornada com as regras que proíbem

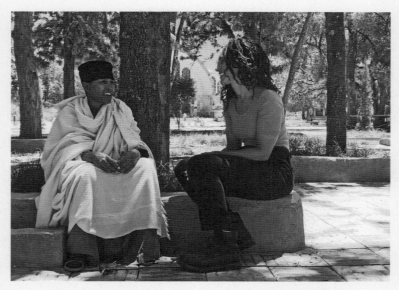

Com uma freira na área externa da igreja de Santa Maria de Sião, em Axum, 2019.

as mulheres até de entrar no terreno. Por esse motivo, os membros da minha equipe — homens brancos, que admitiram ter menos ligação emocional e espiritual com o local — puderam se aproximar e filmar o espaço, enquanto eu tive que me restringir à área externa. Eu os observei, estranhamente constrangidos com seu privilégio masculino naquele momento, e pensei no monge solitário. Se levarmos em consideração as histórias combinadas de Pandora e Sísifo, passar uma vida inteira guardando uma caixa que você não pode abrir parece uma forma peculiar de tortura mental. Eu me perguntei se ele ficaria tentado a pelo menos dar uma espiada. Mas, se olhasse e a caixa estivesse vazia, não teria como continuar dedicando sua vida a proteger uma farsa. Talvez a verdadeira arca esteja lá, afinal de contas.

De fato as mulheres não podem chegar perto da arca, mas isso não impede que muitas freiras coptas façam peregrinações e se comprometam a uma vida de devoção em Axum. Embora algumas dessas religiosas façam voto de silêncio, fiz amizade com uma delas; nos sentamos juntas e conversamos sob a tranquila sombra das árvores. Ela e várias outras freiras caminham pelos jardins arborizados, vestidas de branco, emanando paz e amor. O local estava literalmente envolto no silêncio das pessoas sagradas. Essa energia permaneceu comigo por dias, assim como um novo sentimento de conexão com a rainha de Sabá e a consciência de que uma poderosa e antiga rainha africana fundou a dinastia daquele lugar.

As tradições árabes, pré-islâmicas e islâmicas têm um favoritismo especial pela rainha de Sabá. Ela e a terra natal são Bilqīs, de *balmaqa*, que significa "adoradora da lua".[51] O capítulo do Alcorão relata como um pássaro poupa contou ao rei Salomão sobre uma rainha rica e próspera que adorava o sol, e não a Deus. Salomão a convidou para uma visita, a fim de persuadi-la a respeito de Alá e da única religião verdadeira, e ela foi a seu encontro.[52] Depois a história toma outro rumo, mais relacionado aos pelos corporais.

Ao entrar no salão real de Salomão, a rainha de Sabá teve a equivocada impressão de que o piso, feito de vidro reluzente, era água. Ela se preparou para caminhar até ele e levantou a saia para mergulhar os pés. Obviamente logo percebeu a inutilidade do gesto. Afinal, o chão não estava molhado. Mas, antes disso, sem querer, revelou que tinha pernas muito peludas.[53] E, com uma precoce imposição patriarcal sobre os padrões de beleza, Salomão não ficou com ela até que se depilasse. Essa foi a história que inspirou o dr. T. Felix Gouraud, milênios depois e muito antes da era da fiscalização sobre os padrões de publicidade, a investir em uma audaciosa propaganda promovida por pessoas famosas, ao afirmar que o seu Poudres Subtile foi usado pela "própria rainha de Sabá".

Mas o renascimento da rainha de Sabá como personalidade vai muito além de propaganda enganosa. As mulheres negras passaram a reivindicar a soberana, fartas de um mundo que consolida o apagamento de pessoas como elas em narrativas históricas.

A poeta libanesa Houda al-Naamani retrata a barragem de Ma'rib, no Iêmen, construída durante o governo da rainha de Sabá, como prova do seu intelecto divino.[54] A também poeta Anūd Arrudhan a considera um baluarte contra a sufocante construção da feminilidade na Arábia Saudita. Alicia Ostriker, poeta feminista judia norte-americana, atribui à rainha de Sabá poder sexual e de oratória em um encontro erótico com Salomão.[55] E a escritora afro-americana Nikki Giovanni enfatiza a negritude da rainha de Sabá, a partir da descrição no Cântico dos Cânticos, no qual a rainha é simplesmente "negra e formosa".[56]

Uma de minhas obras literárias favoritas toma a história de amor da rainha de Sabá com Salomão como inspiração para uma narrativa sobre o poder da conexão ancestral. Fui transformada, como leitora e como pessoa, depois de ler *A canção de Solomon*, de Toni Morrison. "Aspectos da minha arquitetura emocional, que eu considerava inata, foram, na verdade, implantados pelas palavras de Morrison, fincando raízes na minha psique e crescendo ali, como as árvores de bordo, de frutas e de cerejas-da-Virgínia que permeiam sua prosa", escrevi no *Guardian* quando ela morreu em 2019. "Acho que foi isso o que Barack Obama quis dizer quando afirmou que *A canção de Solomon* o ensinou 'como ser'."[57]

Não por acaso Morrison nomeou o que, para mim, é sua obra mais importante em homenagem à anomalia bíblica que é um poema de amor entre a rainha de Sabá e o rei Salomão. O Cântico dos Cânticos é a única parte do livro sagrado que aparentemente não tem nada a ver com Deus. Não menciona nenhuma lei, aliança, tampouco o Deus de Israel. Não oferece nenhum ensinamento explícito ou sabedoria como os Provérbios ou o Eclesiastes. É uma exaltação da divindade do amor erótico; uma mulher negra celebrando seu amor, oferecendo e recebendo elogios e comprazendo-se na intimidade sexual. Ao longo de milhares de anos, vários rabinos, clérigos e patriarcas censuraram essa inclusão.[58] Para falar a verdade, não tenho ideia de por que o texto consta na Bíblia, mas acho ótimo que esteja lá. Em *A canção de Solomon*, de Morrison, o protagonista negro perdeu a conexão com seu verdadeiro nome, Solomon, em razão do engano de um administrador branco embriagado. É uma perda que simboliza a supressão de identidade e propósito de outras formas mais profundas. Morrison conta uma história sobre o poder de encontrar a si mesmo, reconectar-se com seu propósito e sua ancestralidade, transcendendo as forças opressivas da escravidão e da branquitude que conspiraram para roubar de tantos negros esses laços profundos e ancestrais.

Nenhuma história é perfeita. A rainha de Sabá pode estar ressurgindo como um ícone feminista negro, mas, segundo a lenda, ela cedeu e depilou as pernas. A tradição rabínica judaica, os contos cristãos da Igreja copta e as histórias árabes iemenitas afirmam que as pernas da rainha eram tão peludas que sua ascendência era parte humana, parte *jinn*.

Talvez o *jinn* de Zizi estivesse fazendo seu trabalho e bagunçando nossa mente, porque, 3 mil anos depois, eu só posso estar mesmo louca para me deitar em uma mesa e remover meus pelos a laser. Vivo em uma época na qual, ao contrário da Jerusalém de Salomão ou dos Estados Unidos do final do século xix, as pessoas estão começando a mudar de opinião, tornando-se a favor de deixar os pelos à mostra. A ativista do body positive Harnaam Kaur, que se descreve como uma mulher barbuda, usou os pelos faciais causados pela síndrome dos ovários policísticos para ensinar milhares de pessoas sobre essa condição, criar inclusão nos padrões de beleza e promover a autoaceitação.[59] Apenas uma década atrás, a atriz afro-americana Mo'Nique não precisou ser ludibriada por um rei astuto para levantar o vestido, revelando as canelas peludas, como fez no Globo de Ouro em 2010. Ela fez isso de própria vontade, outro momento revolucionário no processo de normalizar a visão dos pelos em mulheres bonitas. "Tenho 42 anos e sou muito peluda", declarou.[60]

Eu, no entanto, tenho 42 anos e não sou muito peluda. Os pelos que eu tinha, removi com laser. Mesmo antes disso eu não tinha tanto pelo. Se fosse peluda e estivesse mais imersa na minha tradição ancestral de Gana, teria achado lindo.

Percebi essa tendência pela primeira vez há cerca de vinte anos, em um casamento em Acra. Os noivos formavam um par adorável, ambos advogados, confiantes, assertivos e atraentes: um casal moderno e jovem. A noiva estava incrivelmente linda: seu vestido bege de seda se ajustava em todos os lugares certos, acentuando a cintura fina e os quadris curvilíneos. Mas o que realmente chamou minha atenção, porque eu nunca tinha visto isso antes, não era o que ela estava vestindo. A mulher tinha uma mecha espessa e visível de pelos escuros no peito. E, em vez de removê-la, ela fez com que o vestido acentuasse o detalhe.

Essa descoberta me deixou tão impressionada na época que escrevi sobre o assunto no *Guardian*.[61] "Desde então me tornei uma colecionadora de imagens mentais de mulheres de Gana que exibem seus pelos com orgulho", escrevi. "Está se tornando um acervo lotado. Tanto que, se vejo um terninho com saia lápis e sapatos de salto alto sem uma generosa camada de pelos nas pernas, sinto como se alguma coisa estivesse faltando."

Os pelos são considerados bonitos em Gana. E não só nas pernas. Pelos no queixo, nos braços, e sim, no peito são considerados altamente desejáveis pelos homens de todas as classes sociais. Muitas mulheres deixam pelos facilmente removíveis do rosto, buço e pescoço cuidadosamente no lugar. E é possível ouvir uma mulher com menos pelos apontando para outra mais peluda e dizer: *"Ye ton anka me to bi"*, que em twi significa: "Se estivessem à venda, eu compraria alguns desses pelos". Mulheres mais velhas me contaram que essa estética remonta às tradições culturais de Gana.

Hoje a ameaça às convenções de beleza não é Darwin, e sim os conglomerados globais, ávidos por encontrar novos mercados entre as crescentes classes médias nas regiões em desenvolvimento, oferecendo novas obsessões aos consumidores. Existem agressivas propagandas de clareadores dentais, perucas, regimes de perda de peso, botox e depilação em cidades de países africanos e do Oriente Médio, promovendo a proximidade com os estilos de vida das classes de consumidoras relativamente mais ricas dos Estados Unidos e da Europa.

Os resultados são surpreendentes. A Síria, apesar da turbulenta guerra, está se tornando rapidamente uma capital da cirurgia estética. Médicos locais explicam como Damasco está se tornando um destino desejável para rinoplastias porque lá o procedimento custa apenas 400 libras, em comparação com as 3 mil no Líbano, mais reconhecido pelas cirurgias estéticas.[62] Um médico em Alepo descreveu como, apesar do colapso econômico generalizado, as mulheres de alguma forma conseguiram empréstimos para aplicarem botox e fazerem preenchimentos.[63] A pressão para apoiar procedimentos estéticos foi tão grande que o governo sírio anunciou um relaxamento das restrições para autorizá-los no orçamento de novembro de 2022 — o que lhe rendeu uma boa dose de ridicularização por parte do povo, que ressaltava ser aquela uma estranha prioridade, dado que a farinha, o trigo e o combustível permaneciam escassos.[64]

Um médico no Iraque descreveu Mossul como um mercado igualmente próspero. O que começou como uma necessidade de cirurgias reconstrutivas para pessoas feridas durante a guerra contra o Estado Islâmico se tornou um centro de especialização para todos os tipos de procedimentos estéticos, incluindo cirurgia bariátrica, implantes capilares e de silicone nos seios, a preços muito inferiores em comparação a outras cidades mais conhecidas.[65]

Sírios, iraquianos e outras populações no Oriente Médio estão apenas fazendo o que as pessoas fazem em todo lugar: gastando proporções cada vez maiores da renda em procedimentos estéticos (são cerca de 3,4 milhões de intervenções só em homens por ano em todo o mundo, de acordo com os números mais recentes).[66] A dinâmica global é a mesma: as pessoas se submetem a esses procedimentos para se adequarem a um ideal de atratividade que não pertence às suas respectivas culturas.

"No Oriente Médio, temos narizes grandes por causa da nossa raça", afirma o cirurgião plástico sírio dr. Jamil Abdallah. O médico de Alepo relatou que as pessoas na Síria "se submetem a significativas transformações, que alteram seus traços faciais e corpos, para ficarem parecidas com atrizes e artistas árabes e de outros países".[67] A modelo Bella Hadid, cujo pai é palestino, recentemente expôs seu arrependimento por ter se submetido a uma rinoplastia, que deixou suas feições mais semelhantes a um padrão eurocêntrico. "Lamento não ter mantido o nariz dos meus ancestrais. Acho que com o tempo teria aprendido a gostar dele", contou à *Vogue* em 2022.[68] Hadid, que superou a anorexia e o que ela descreve como "distúrbios de imagem corporal", cresceu nos Estados Unidos, com uma mãe que na frente das câmeras descreveu sua irmã, a famosa modelo Gigi Hadid, como "a mais americana" das duas filhas, enquanto se referia a Bella como "mais escura e exótica".[69]

Depois de todas as intervenções, Bella agora é considerada tão desejável que sua aparência faz parte do que as pessoas descrevem como "rosto de Instagram". Ou "o surgimento gradual, entre mulheres cuja beleza é parte da profissão, de um único rosto ciborgue [...] como se todos os norte-americanos do futuro fossem descendentes diretos de Kim Kardashian West, Bella Hadid, Emily Ratajkowski e Kendall Jenner". A aparência inatingível dessas mulheres agora inspira outras, ao que parece, a modificarem a fisionomia para algo que, sem as alterações, também seria inatingível.[70]

Contudo, ao admitir o arrependimento em relação à rinoplastia, Bella gerou um efervescente debate nas redes sociais, com mulheres jovens de ancestralidade árabe comentando a declaração: "Somos condicionadas desde o início da colonização a pensar que as feições eurocêntricas são o auge da beleza e só depois nos tornamos conscientes disso (se é que acontece)", tuitou uma usuária.[71] "Muitas de nós optamos por uma cirurgia estética para 'consertar' o rosto de acordo com o que achamos que é atraente (que é como a sociedade consideraria atraente) sem perceber que, nesse processo, estamos apagando nossos ancestrais e nossas culturas."

Esse condicionamento é intenso, e todas nós somos suscetíveis a ele. Tenho uma amiga que implantou próteses nos seios quando ainda era novidade. Só que a empresa que realizou o procedimento utilizou uma forma industrial não autorizada de gel de silicone: Poly Implant Prothèse, ou PIP, que, como foi revelado, tem até seis vezes mais probabilidade de romper do que outros implantes.[72] Ela foi uma entre milhares de mulheres que ganharam um processo contra a empresa em uma ação coletiva. Em vez de receber uma indenização em dinheiro, ela escolheu a alternativa oferecida: que a mesma empresa removesse o PIP e inserisse novos implantes gratuitamente. "Amo os meus seios", ela me disse. Eu entendo, e os seios dela são lindos. Mas quebro a cabeça pensando qual é o sentido de, depois do que passou, ela ainda ter feito tudo outra vez.

Yolanda Hadid, por outro lado, pode ter permitido que a filha Bella fizesse uma plástica no nariz aos quinze anos, mas ela mesma percebeu aos 55 que os aprimoramentos estéticos tinham um lado negativo e removeu o máximo que pôde após descobrir que tinha silicone flutuando pelo corpo. "Cinquenta e cinco anos... Finalmente voltei a viver em um corpo livre de implantes mamários, preenchimentos, botox, apliques e todas as besteiras das quais pensei que precisava para estar de acordo com o que a sociedade me condicionou a acreditar que uma mulher sexy deveria ser, até que a toxicidade de tudo isso quase me matou", escreveu ela, depois de ser diagnosticada com a doença de Lyme. "A beleza não é nada sem saúde."[73]

Aprecio a honestidade das pessoas que são transparentes em relação aos impactos negativos que a busca dos padrões de beleza causou a elas. Isso não quer dizer que eu queira de volta uma época em que a sociedade policiava o que as mulheres podiam ou não fazer. A Igreja tentou, desde a Idade Média, proibir o uso de produtos, relacionando a maquiagem e outros cosméticos à prostituição. Mais tarde, a rainha Vitória manifestou apoio à posição da Igreja a respeito do assunto. Hitler acreditava que os cosméticos só serviam para palhaços e mulheres que não pertenciam à "raça superior".[74] Muitas pessoas já julgam as escolhas de beleza das mulheres, e eu não pretendo ser uma delas. Tentar impedir que mulheres usem maquiagem é tão problemático quanto as pessoas que a utilizam para parecer mais "tristes". Veja a tendência do TikTok "Crying Girl" [Garota chorando] de 2022, por exemplo. Como disse uma maquiadora, "Chorar deixa o rosto corado naturalmente". Oba![75]


Adoro maquiagem e não tenho intenção de parar de usar. Com certeza meus ancestrais ficariam entre perplexos e exasperados com a quantidade de produtos na minha penteadeira: o tanto de frascos e embalagens de bases líquidas marrons, paletas, lápis, pincéis, esponjas, pós, canetas, primers, fixadores e brilhos labiais. Mas minha experiência favorita relacionada à maquiagem ainda tem um toque ancestral, e eu pretendo mantê-la.

Estou bebendo um Châteauneuf-du-Pape de 1998. É meia-noite e, antes de nos sentarmos, meu anfitrião, Jay Brown, se ofereceu para pegar um dos melhores tintos da adega de sua casa em Los Angeles. Ele é parceiro de negócios do músico Shawn Carter, também conhecido como Jay-Z, e cofundador da Roc Nation. Jay me mostra a sala de operações da Roc Nation, que de alguma forma consegue ter simultaneamente um estilo minimalista, industrial, simples e muito extravagante. Ao lado de fotos de seus filhos e dos filhos de Jay-Z e Beyoncé, há pôsteres de Rihanna por toda parte. Você não tem outros artistas?, pergunto. "Tenho, mas a Rih é meu primeiro bebê", ele diz. "Estou com ela desde o começo."

Essa noite é um misto das minhas coisas favoritas: encontrar Rihanna, falar sobre maquiagem e sua marca, Fenty, e trabalhar com Edward Enninful: participar de um projeto com o lendário editor da *Vogue* britânica é sempre glamoroso e surpreendente, da melhor maneira possível.

Para falar a verdade, essa é minha segunda tentativa de construir essa amálgama jornalística especial. Algumas semanas antes, no intervalo entre eu sair de casa e chegar ao aeroporto, um ciclone sobre o Atlântico ocidental tinha se intensificado e se tornado aquilo que os meteorologistas chamam de "bomba meteorológica". O aeroporto parecia um abrigo temporário, com passageiros esperando em longas filas, dormindo em bancos duros de metal, usando os casacos como colchões e as malas como travesseiros no chão. Entre o momento em que fiz o check-in e o que tentei embarcar, todos os voos foram cancelados. Um avião já no meio do Atlântico foi impulsionado por ventos favoráveis tão fortes que voou do JFK para Heathrow em 4 horas e 57 minutos, o tempo mais rápido da história.[76] Quando voltei para casa, tendo desistido de qualquer perspectiva de viagem, a tempestade já tinha nome: Ciara. Era como se os encontros com lendas do R&B estivessem acontecendo por toda parte.

A tarefa era a seguinte: entender por que uma talentosa personalidade da música decidiu criar, como um modesto trabalho extra, uma empresa bilionária que mudou a indústria da maquiagem.[77] Especialistas do segmento da beleza consideram o lançamento da linha de maquiagem de Rihanna um divisor de águas e o apelidaram de "o efeito Fenty", assim intitulado porque a marca, que atende a quarenta tons de pele, se tornou um novo padrão da indústria, instantaneamente constrangendo empresas mais renomadas, havia muito culpadas de negligenciar as mulheres não brancas.

Rihanna chega e é ao mesmo tempo incrivelmente charmosa e, para a minha surpresa, tímida. Elogia meu cabelo, minha pele e maquiagem, o que me deixa sem chão. No artigo para a *Vogue*, eu a descrevi da melhor maneira que pude, como tímida, generosa e "casualmente extraordinária".[78]

A Fenty Beauty, eu descubro, é uma grande declaração de amor de Rihanna para a mãe, Monica. Embora Rihanna tenha nascido e sido criada na ilha caribenha de Barbados, Monica era imigrante da Guiana, um país sul-americano. Rihanna me contou que os imigrantes guianeses eram malquistos em Barbados quando ela era criança. "Os guianenses são como os mexicanos de Barbados", explica. "Então eu me identifico... E é por isso que entendo e tenho empatia com os mexicanos e demais latinos que sofrem discriminação nos Estados Unidos."

Fico surpresa ao saber que Rihanna conhece a insegurança de imigrantes sem documentação e a discriminação nas sociedades caribenhas. A cantora tinha apenas oito anos, conforme me conta, quando a polícia de imigração conduziu uma batida traumática onde ela morava. "Sei como é ter a imigração entrando na sua casa no meio da noite, arrastando as pessoas para fora."

A conexão de Rihanna com a comunidade guianense e a mãe negra, embora tenha ascendência branca e irlandesa por parte de pai, foi o início de uma crise de identidade com a qual pude facilmente me identificar. Digo a Rihanna que minha pesquisa sobre sua história revela que Fenty, seu sobrenome, tem raízes portuguesas. Disso ela não sabia. "Quando eu era criança, as pessoas me chamavam de 'vermelha' ou 'amarela', basicamente destacando o fato de que eu tinha a pele clara. O que parecia me puxar mais para o lado branco da família", ela conta. "Foi muito difícil para mim. Porque eu era muito mais próxima do lado materno, então me identificava mais com minha ancestralidade negra. É, foi difícil. Mas", ela acrescenta, "essas coisas são bem ínfimas, na verdade, em comparação com o contexto geral, sabe? Fez de mim quem sou."

Sem essa crise talvez não tivéssemos a Fenty, que, tal qual muitas das melhores ideias, resolveu um problema do mundo real. Rihanna, como quase todas as mulheres negras de todos os lugares, descobriu que ela e as pessoas que amava não conseguiam encontrar uma maquiagem que atendesse, e muito menos realçasse, o tom da sua pele. Ela ri da ideia de essa ter sido uma estratégia de marketing inteligente. "Eu fico tipo, o quê? Espera, tem um nome para isso? Você pensou que era uma estratégia de marketing? Como se eu fosse genial? Não, tipo, isso é... Não posso nem levar o crédito por uma coisa dessas. Eu só fiz o que sabia."

Eu uso Fenty. Adoro o corretivo, que é o tipo de lifting pesado que faz jus ao rosto radiante que eu *teria* se não fosse

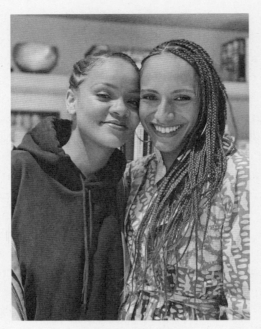

Com Rihanna em Los Angeles para a *Vogue*, bem tarde da noite. 2020.

pelas péssimas condições meteorológicas ou pelas circunstâncias difíceis que decidiram interferir temporariamente na minha aparência. O brilho labial tem uma cor perfeita para minha obsessão por nude (não gosto de usar cores vivas nos lábios) e adoro o jeito como ele formiga na boca. Não tenho ideia do que causa o formigamento e prefiro não pensar muito nisso.

O formigamento nos lábios é uma metáfora para o sentimento que tenho ao lidar com a indústria da beleza: é brilhante, mas frágil, e pode ser facilmente apagado. Rihanna é a primeira mulher negra bilionária do mundo a partir do império de negócios que construiu. Se bilionários devem existir, e de fato existem, se algumas pessoas devem lucrar com o consumo de bens que talvez não sejam ideais para a saúde ou para o meio ambiente, então é justo que as mulheres negras que conquistaram tudo por conta própria tenham uma posição elevada nesse grupo. As mulheres que sempre tiveram ideias valiosas, que resolveram nossos problemas e usaram a riqueza para fazer o bem em nossa comunidade devem lucrar também. Nós geramos uma economia circular quando gastamos dinheiro em empresas de pessoas que compartilham nossa identidade, nossos valores, pessoas com quem temos um senso de comunidade. É mais provável que o progresso delas tenha um impacto positivo sobre nós, não só na percepção, como também na realidade. E ambas as coisas são importantes.

Mas será que nos envolvermos no negócio da mercantilização da beleza realmente resolve algum dos nossos grandes problemas? Comecei a compreender melhor como o consumo em geral é a doença da nossa espécie. Compramos coisas transportadas por combustíveis tóxicos, embaladas em plásticos poluentes, feitas de substâncias que não são naturais, que depois reagem com outras substâncias artificiais dentro das nossas casas, em banheiros, cozinhas e guarda-roupas carregados de produtos químicos e plásticos. Nossos ancestrais eram seres sustentáveis, antes que houvesse um nome para isso. Viviam da terra e usavam apenas o necessário. Nós esbanjamos, somos extravagantes e gananciosos, e qualquer pessoa que consiga criar produtos que alimentem essas tendências é recompensada com lucro.

A ideia de que a beleza exige consumo gera lucros. Lembro-me bem do dia em que comecei a usar maquiagem regularmente. Era meu vigésimo sétimo aniversário. Não posso culpar minha mãe, meus amigos nem mesmo as revistas ou a mídia por isso. Eu simplesmente criei a convicção de que, quando chegasse aos 27 anos, deveria usar maquiagem. Eu tinha alguma ideia de que nessa idade a vida adulta começava de fato. O período de ensaio havia acabado. Aos 27 anos, você precisa estar pronta: cada dia da sua vida é real. Não é uma simulação. O rosto precisa ser *feito*. Eu tinha tanta certeza dessa teoria que transmiti minha sabedoria à minha irmã mais nova, na época com 23 anos. "Agora você não precisa, mas quando chegar nos 27 vai precisar levar cada dia muito a sério, e fazer sua maquiagem de acordo com a ocasião."

Havia um lado positivo nessa insensatez. Encarei cada dia como se pudesse ser o último. Escolhi minhas roupas, meu penteado e minha maquiagem com toda a seriedade de quem desfila no palco da própria vida. Foi um mecanismo para me ajudar a estar presente. Para não desejar que o tempo passasse rápido demais, ou pensar em qualquer dia como descartável. O amanhã não estava garantido. É verdade que tudo isso se aplicava igualmente quando eu tinha 26 anos. Mas 26 anos não foi a idade com a qual eu decidi levar a vida a sério. Foi aos 27.

Aliás, hoje em dia, 27 anos é a idade em que as mulheres são informadas de que devem começar a aplicar o botox preventivo. As injeções de toxina botulínica entre mulheres nessa faixa etária aumentaram 28% desde 2010.[79] "Se você começar a usar botox cedo o suficiente e se for feito da forma correta, não vai precisar de tanto no futuro", diz dra. Patricia Wexler, dermatologista da alta classe de Manhattan, aconselhando as leitoras da *Vogue*. "Mas lembre-se", salienta o artigo, "de que rostos jovens *se mexem*". A solução para isso, diz Wexler, são "doses mais baixas de botox, através de microinjeções ultradirecionadas e administradas em áreas específicas do rosto, como testa, sobrancelhas ou ao redor dos olhos".[80] O fato é que todos os rostos se mexem, ou deveriam se mexer.

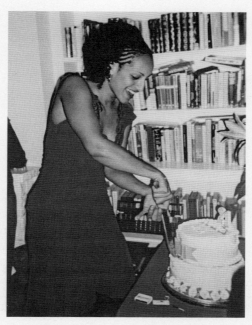

Meu vigésimo primeiro aniversário,
junho de 2002.

Parece escolha nossa: os cosméticos que compramos, os procedimentos que realizamos. Mas a realidade é que a grande maioria dos cirurgiões plásticos são homens,[81] e a maior parte das empresas de cosméticos são lideradas por eles.[82] Eu acreditava que a depilação era uma preferência pessoal, mas agora me pergunto se não sou um produto do pensamento da antisselvageria de Darwin, tão pré-programado quanto meus genes evolutivos.

Depois de me submeter à depilação a laser no início do meu ano de embelezamento e antes de chegar ao fim das sessões, desisti completamente da ideia. Pior ainda, comecei a avaliar o estreito e patético tufo de pelos que restaram na área do biquíni com uma triste sensação de que eliminei uma coisa que pode ter me amado. Se ao menos eu soubesse por que fiz isso... Se soubesse que a perenidade desse procedimento teria um custo...

Ainda tenho algumas opções. Não desejo ter um rosto de Instagram. Por mais lindas que sejam Kim, Bella, Emily e Kendall, esses rostos não são os que meus ancestrais me legaram. Estou tentando consumir menos — pelo nosso planeta, e porque, quando consumo, sei que pago mais por ser mulher. E não acho isso justo. Mas não garanto me abster do brilho labial da Fenty. Você sabia que ele promete aumentar o volume dos lábios, além do formigamento? Não resolve os problemas do capitalismo ou dos padrões de beleza globalizados. Mas sinto conforto ao saber que alguém que navega por entre esses campos minados e tem a mesma perspectiva que eu está comandando o show.

É racional encontrar conforto em saber que uma pessoa que se parece com você é dona da empresa que está te persuadindo a abrir mão do seu dinheiro pela promessa de lábios mais volumosos, um rosto jovem ou uma pele sem pelos? Talvez. Ou talvez seja tudo obra de um *jinn* bastante ocupado.

# 3. Sexualidade

*Mas como ela chorava por eles*
*caminhando sem as miçangas*
*em terra estrangeira*

Grace Nichols, "Um continente/ Para outro"[1]

Um dos piores atos clandestinos que uma mulher negra pode cometer é sair de um país africano sem uma mala extra vazia. É necessário pôr em prática um raciocínio criminoso para cometer o ousado delito de afastar o próprio corpo do continente sem excesso de bagagem. Mas depois de uma vida inteira de conchavos, tentativas e erros, e alguns conspiradores auxiliares estrategicamente posicionados, acho que finalmente consegui.

A primeira regra desse estratagema é a mais óbvia. Nunca cometa a autossabotagem de fazer a parentes, amigos ou basicamente a qualquer pessoa negra a temida pergunta ao voltar de um país africano: *Quer que eu leve alguma coisa para você?* Preciso enfatizar. Se você fizer essa pergunta, a resposta será sim. SIM! E, depois, a pessoa não vai dizer "Que legal da sua parte" ou "Tem certeza de que pode trazer?". Ela vai pegar um caderninho e perguntar: "Qual é mesmo o seu limite de bagagem?".

E também não deixe isso acontecer por acidente. Lamento dizer, mas às vezes as amizades e algumas relações familiares devem ser interrompidas quando estamos próximos a deixar um país africano. Você pode ser uma pessoa que eu amo muito. Mas, na véspera da minha partida (sempre deixamos tudo para a última hora), não vou atender à sua ligação.

Por fim, para que tudo corra bem, é necessário recrutar mulheres da sua família como cúmplices. Minha mãe, por exemplo, tem instruções estritas para não partilhar detalhes dos meus planos de viagem iminentes com tias, primas ou avós que vivem no Reino Unido. Todas nós aprendemos da maneira mais difícil que o melhor caminho é o sigilo absoluto.

Sei que você está me julgando. Mas vou explicar por que esse pedido supostamente inocente, para agirmos como transportadoras de cargas, desperta pavor em nossos corações. Você só precisa ir à área de desembarque do aeroporto de Heathrow quando um voo de Gana, da Nigéria ou de Uganda estiver pousando. É uma cena cheia de percalços, fascinante de assistir, desde que não aconteça com você. Há sacolas escrito "Ghana Must Go" abarrotadas de peixe frito, seco ou fermentado. Há uma tonelada de tecido, ou conjuntos feitos sob medida, desafiando as leis da física, de alguma forma enfiados em uma mala barulhenta, com o fecho estufado nas duas extremidades do zíper meio aberto. Há pinturas embrulhadas em plástico-bolha, bancos axante e outros tipos de móveis arrumados em uma pilha enorme no canto. Há pelo menos um farrapo de alguma bagagem que já deu o último suspiro, derramando suas entranhas: pacotes de *atwemɔ* doce e bege, quiabo congelado ou alguma pele de vaca que ficou na esteira da bagagem. Nunca se sinta superior observando essa cena. No fundo, ao analisar os infelizes passageiros que precisam juntar os cacos, você sabe que o destino deles poderia ser o seu se tivesse atendido o telefonema errado.

Sei disso muito bem. No meu ano de embelezamento, devo acumular sabedoria. Mesmo assim cometo um erro de principiante e ligo para minha boa amiga Feyi na sala de embarque. Depois de despachar a bagagem no Aeroporto Internacional de Acra, fico um pouco descuidada. A verdade é que você não está completamente segura até que esteja sentada em um avião taxiando tranquilamente pela pista, sem sapatos e com o cinto de segurança afivelado. Eu não deveria ligar para ninguém nesse momento, muito menos para uma amiga com um potencial alto risco. Afinal de contas, Feyi morou em Acra. Foi assim que nos conhecemos: moradoras novatas na cidade, com filhas da mesma idade a tiracolo, antes de voltarmos para Londres. Todo mundo que já viveu em um mundo negro e voltou para um mundo branco tem desejos, *necessidades* de coisas que só podem ser obtidas lá.

O pedido de Feyi, quando ela o faz, inevitavelmente, é tão encantador e fácil de conseguir que até considero a ideia. As filhas pediram cordões de cintura. Paro e penso. Os cordões de cintura podem ser a exceção. Eles são leves, não molham nada nem têm cheiro. Não custam caro e são difíceis de encontrar em Londres. É um pedido sensato.

Puxo minha mala de rodinhas até uma das lojas de artesanato no aeroporto. Entre as garrafas de vidro de coca-cola cheias de amendoins rugosos, chaveiros com o símbolo Sankofa esculpidos em madeira de mangueira e as vans *tro tro* de brinquedo esculpidas com latas de cerveja local, há fileiras de cordões de cintura, amarrados com um simples fio branco. Eu toco os cordões e me pergunto como ficariam em volta da minha cintura...

Compro os cordões para as filhas de Feyi e alguns para minha filha. Quando chego em casa, ela não fica nada impressionada com o presente. Os cordões são lindos, eu digo a ela. É sua ancestralidade; você deveria usar. Sangue do meu sangue, aos onze anos, ela torce o nariz. "Mas você nunca usou", ela argumenta. "Por que eu usaria?"

Ela tem razão. Por que as filhas de Feyi usam cordões de miçangas na cintura e a minha não? Por que Feyi adornou as filhas com esses cordões, um acessório comum a todas as meninas de Gana, enquanto na minha família isso nunca aconteceu? Eu ligo para minha mãe.

"Para mim, é uma surpresa que isso ainda exista", minha mãe diz. "Quero dizer, acho que faz sentido que as pessoas ainda usem nas áreas rurais. Eles mantêm esse tipo de tradição fora das cidades. Acho que me lembro de uma empregada em Gana que usava esses cordões quando eu era criança. Mas, a partir do momento em que as pessoas tiveram acesso à educação, sabe, deixaram essas tradições para trás."

Acho curiosa a narrativa dela sobre a modernidade de Gana. Compreendo que esse pensamento reflete muito a experiência que ela teve vivendo nos primórdios da independência do país, em um ambiente cosmopolita, entre as elites urbanas, com formação ocidental. "Minha bisavó teria usado", acrescenta minha mãe, "mas nunca teria posto nas filhas, muito menos em nós. Achávamos que era coisa da roça, sabe. Aderimos às tradições ocidentais com a maior naturalidade", ela explica. Essa ideia me parece um fenômeno comum das sociedades industrializadas em todo o mundo, durante os períodos de migração rural para as áreas urbanas, ou onde o império e a indústria criaram novas elites, dispostas a se distinguir das comunidades que não tinham acesso a seu estilo de vida e à educação cosmopolita. Mas nos países africanos essa dinâmica se dava com a assimilação, por parte de algumas famílias, da superioridade dos comportamentos europeus em detrimento da tradição e cultura locais. Na minha família foi exatamente assim. E é por isso que minha mãe fica surpresa por alguém em Gana ainda usar cordões na cintura. E é por isso também que muitas pessoas de lá ficariam surpresas se alguém pensasse que elas pararam de usar esses adornos. Pelo que tenho visto, os cordões de cintura estão bastante vivos e imbuídos de significado.

Se os cordões de cintura alguma vez caíram em desuso, como a minha mãe recorda daquela primeira era de independência e modernização africana, agora estão em ascensão. A hashtag #WaistBeads tinha 558,5 milhões de visualizações no TikTok no momento em que este texto era escrito. Alguns artigos descrevem como eles são usados em coleções de moda[2] e divulgam artesãos que os fabricam com diferentes e inovadores materiais; há também os que se queixam de apropriação cultural. Acontece com muitas tradições africanas: elementos principais de culturas milenares são usados por empresas e designers acusados de se apropriarem delas[3] sem reconhecer a devida origem.

Isso não é exagero. Miçangas descobertas na África Austral, feitas de cascas de ovos de avestruz perfurados, ossos esculpidos e sementes, foram datadas da Idade da Pedra Média, entre 280 mil e 45 mil anos atrás.[4] E pinturas rupestres de seres humanos usando miçangas elaboradas, amarradas com fios de linho ou pelos de vaca, foram datadas do Egito pré--histórico.[5] A indústria de miçangas africanas e o comércio dos materiais usados para fabricá-las constituem uma renomada história do início do comércio continental e internacional. Na Antiguidade, os fenícios comercializavam miçangas, que eram adquiridas pelas pessoas por todo o continente africano: miçangas de cerâmica esmaltadas da China, miçangas de ágata da Índia, miçangas de vidro de Roma e, posteriormente, miçangas de vidro de Veneza, que espalhava pelo continente os famosos vidros de Murano, além das miçangas da Morávia e da Boêmia, onde hoje fica a República Tcheca.[6] As miçangas têm uma longa história nas sociedades africanas, envoltas em uma ideologia com profundas raízes nas culturas.

Quando visitei Gana pela primeira vez, ainda adolescente, descobri que era refém de ideologias que nem sabia que me oprimiam. Estávamos em meados da década de 1990, o ápice da magreza na Europa e nos Estados Unidos, onde as profissionais brancas que deveríamos admirar se reuniam para "refeições leves", nas quais comiam um pouco, reproduziam comportamentos de alimentação disfuncional e abertamente faziam declarações do tipo "Quando estou magra, me sinto poderosa, forte e durona".[7] A magreza era glorificada, as modelos estavam abaixo do peso, o tamanho 34 era uma aspiração e a taxa de anoréxicas na minha escola de classe média, predominantemente branca, era alarmante.[8] Meu corpo não se conformava com a brancura nem com a magreza da cultura dominante. Em vários momentos, não por falta de tentativa. Fiquei extasiada, portanto, ao descobrir que em Gana eu havia encontrado o acolhimento reconfortante de um universo de imagem corporal totalmente alternativo. Nunca me cansei, naquela primeira viagem ou nas outras que fiz desde então, de ouvir mulheres mais velhas me dizendo que eu não era gorda *o suficiente*.

Mas o amor glorioso pela abundância corporal feminina materializada pelos cordões de cintura tinha um custo. Em algumas circunstâncias, achei os cordões tão caros quanto vidro veneziano importado, com o qual os cordões mais dispendiosos eram feitos. Na maioria das sociedades, a beleza, assim como a arte, não é uma busca vazia. Existe, nessa busca, um propósito enraizado no projeto social mais abrangente. Os cordões de cintura não são exceção. Na maioria das sociedades africanas, a fertilidade é uma parte fundamental desse projeto. "A estética das miçangas de Gana [é] uma função da ideologia da fertilidade", escreve um grupo de pesquisadores ganenses sobre o significado social dos cordões de cintura, "considerada o próprio fundamento da continuidade geracional."[9]

A fertilidade é altamente valorizada em sociedades como Gana, onde a procriação ainda é considerada não tanto uma escolha de estilo de vida mas um propósito de existência social. Os posicionamentos em relação às identidades LGBTQIAP+ no continente africano são um assunto complexo por si só. No entanto, muitas das leis punitivas atuais, cujo efeito tem sido perseguir pessoas que não se conformam com identidades binárias de gênero e heterossexualidade, foram inicialmente construções coloniais. Assim como em tantas outras áreas da vida, os países africanos têm dificuldade para afirmar sua soberania e seus valores pós-coloniais sob a montanha de ideias eurocêntricas importadas, da ideologia rígida da Inglaterra vitoriana, do cristianismo ocidental e de outras instituições colonizadoras. Alguns teóricos atribuem a homofobia contemporânea do continente africano à influência religiosa não indígena, a tal ponto que sugerem que "em vez de considerar a África inerente e historicamente homofóbica, seria mais apropriado reconhecer que a adoção popular das religiões abraâmicas está no cerne desse fenômeno social, porque as duas tradições religiosas [têm a] homofobia em seus ensinamentos doutrinários".[10] Existe uma diversidade fenomenal na forma como o gênero e a sexualidade foram abordados nas milhares de sociedades da África. Muitas delas costumavam conceber as relações, as orientações sexuais e as identidades de gênero como construções mais fluidas. Hoje, qualquer expressão dessa fluidez é considerada, em sua essência, como "não africana".[11]

Com tudo isso, a importância da procriação nunca diminuiu. Um amigo meu, gay e ganês, estava muito ansioso por sair do armário para a mãe, integrante respeitável e respeitada da sociedade e figura proeminente de uma igreja cristã conservadora. Eu estava ansiosa por ele. Ele temia que, ao admitir sua orientação sexual, fosse banido da família, que ela demonstrasse uma hostilidade profunda, doutrinária e espiritual em relação à ideia e à realidade da homossexualidade. A reação me surpreendeu tanto que eu não sabia se deveria rir ou chorar. Pode amar, fazer sexo, passar tempo com quem você quiser, ela disse, mas não deixe de se casar com uma mulher e ter filhos, que é o certo a fazer.

As miçangas são sintoma e causa dessa preocupação, uma glorificação da fertilidade e uma celebração da forma feminina, que em akan enfatiza a redondeza: os ombros, o pescoço, as costas, a cintura e as panturrilhas arredondados, bem como seu potencial reprodutivo. Já ouvi até a sugestão de que uma mulher sem gordura no pescoço não é uma mulher devidamente adornada. Em Gana e em outros locais da África Ocidental e Central, a gordura é um colar natural. O primeiro sucesso global de hi-life, gravado em 1928 por Kwame Asare, músico conhecido como Jacob Sam, foi uma ode a uma mulher chamada Yaa Amponsah e *"wokōn mu ntwitwaeyi"*, as belas linhas de seu pescoço redondo.[12]

Gosto de existir em um mundo onde as mulheres são genuinamente celebradas por suas curvas. Mas queria participar dessa celebração sem ser pressionada para ter filhos no futuro. A verdade é que é uma via de mão dupla. A alegria encontrada na forma feminina — quanto mais redonda, mais curvilínea e mais robusta, melhor — está intrinsecamente ligada à valorização da fertilidade.

Como uma mulher que considera a procriação uma escolha, acredito que essa maneira de pensar é um desafio não apenas em Gana ou no continente africano, mas em muitas outras culturas. As mulheres jovens são constantemente importunadas, interrogadas e repreendidas por não terem conseguido se reproduzir. Para as pessoas como eu, cujos pais são obcecados pela educação e pelo sucesso profissional, essa cobrança sempre é um choque. Na adolescência e no início da vida adulta, eles dizem para você priorizar a educação e ficar longe dos meninos, custe o que custar. Então, de repente, você tem um diploma, um emprego e algumas conquistas de uma vida adulta respeitável o suficiente para não ser considerada um fracasso. Fez tudo o que foi pedido e está cuidando da vida, aproveitando o fato de não passar mais a maior parte da existência estudando para provas. E aí a sua mãe pergunta: por que ainda não tenho netos?

Obviamente sua mãe não será a única. Jamais esquecerei um interrogatório desses feito por uma das tias de Sam, mais ou menos na mesma época, que perguntou por que ainda não tínhamos filhos. Ofereci a ela o que pensei que seria, para sua geração, uma resposta definitiva e completamente respeitosa: não éramos casados e não tínhamos dinheiro suficiente. Ela me olhou como se eu precisasse de uma aula de biologia. "O que isso tem a ver?", perguntou.

Se você, como eu, acha que depois de gerar um filho terá uma folga dessas intervenções, está enganada. Com uma rapidez brutal, vai passar a ouvir comentários do tipo "Não espere muito para ter outro" e "Ela vai precisar de um irmão logo, logo". No meu caso, essas úteis sugestões começaram a surgir breves semanas após o parto.

Aos olhos dessas pessoas mais velhas, sou muito perversa. Já se passaram onze anos desde o nascimento da minha filha sem um segundo bebê à vista; Sam e eu ainda não somos casados e, por mais que eu negue, estou firmemente na era da perimenopausa. E *agora* é o momento em que decidi começar a usar cordões de miçangas na cintura. Não foi na puberdade nem no meu momento mais fértil, mas agora, na casa dos quarenta, em minha jornada de decolonização de corpo e mente.

Comecei a usar as miçangas por curiosidade, sério. Qual seria o poder desses acessórios aparentemente inofensivos, presos em um cordão? Seria mesmo confortável usar uma joia na cintura o tempo todo? O cordão que comprei naquele dia no aeroporto, rejeitado pela minha filha e cooptado por mim, é feito de pequenas pérolas delicadas em tons de bronze e dourado, bege e marrom. Pode ser ajustado na cintura, ao redor do umbigo, ou mais baixo, pendurado nos quadris, e depois preso com um nó. Isso significa que o cordão não sai e, quando eu quiser removê-lo, talvez tenha que cortá-lo. Até lá, quando treino, tomo banho, durmo, como, faço uma massagem ou alivio dores musculares com um rolo de liberação miofascial, ele está sempre na minha cintura.

Ao usar o cordão, aprendo que ele não é um acessório. É como se eu estivesse envolvida nas práticas metafísicas do meu passado ancestral. Algumas são sensuais. Antigamente essas miçangas podiam ser feitas de materiais perfumados, como o sândalo, ou untadas com óleos.[13] Não serviam apenas para evidenciar as partes do corpo consideradas bonitas, mas também para construir essa beleza: a forma de uma mulher que usa o cordão e o ritmo de seus movimentos combinados em um efeito hipnótico.[14]

Parte desse passado era secreto. Além de representar a fertilidade, o cordão de miçangas era muitas vezes um símbolo da nova posição hierárquica das mulheres, através da fertilidade, em sociedades secretas ou "ordens" que guardavam mistérios, rituais e conhecimentos antigos e femininos.[15] Em alguns casos, as miçangas eram usadas para contar histórias, consideradas pelos estudiosos como "textos" em sociedades como axante, que empenham uma forte ênfase nos registros orais. Por exemplo, um desenho de miçangas fotografado em 2014 por pesquisadores ganeses que visitavam áreas rurais para explorar as tradições históricas que perduraram a esse respeito relembra a grande resistência dos axante contra o colonialismo britânico em 1900. A famosa Guerra de Yaa Asantewaa — nomeada em homenagem à rainha-mãe, que liderou a resistência — culminou na derrota final. Quando os britânicos finalmente venceram os axante, surpresos com a extensão e eficácia da resistência, capturaram o rei Agyeman Prempeh I, junto com Yaa Asantewaa e muitos outros membros da realeza, e os baniram para uma vida de exílio nas Seychelles. As miçangas são uma memória a ser usada e transmitida, e seu nome preserva o significado imortal dado a elas: *ōhene aforo hyñn* — "o rei está a bordo do navio".[16]

O cordão também sempre foi funcional, servindo como modelador de cintura muito antes de as Kardashian trazerem de volta a popularidade do espartilho em sua forma contemporânea.[17] E embora os modeladores tenham sido associados a um risco de problemas digestivos, danos a órgãos, refluxo e dificuldades respiratórias, os cordões de cintura são mais soltos e flexíveis, com a opção, dependendo da firmeza

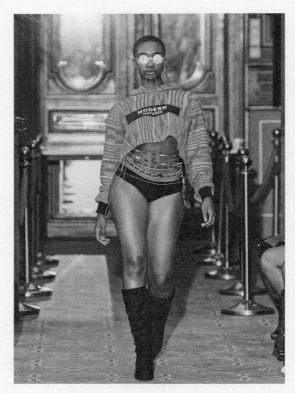

Desfile da Modern Natured apresentando sua abordagem de miçangas tradicionais na moda contemporânea. Paris, primavera/verão de 2023.

com que estão amarrados, de oferecer informações sobre o ganho ou a perda de peso de uma mulher,[18] o que por sua vez pode ajudá-la a acompanhar os primeiros sinais de gravidez.

Talvez o papel mais prático dos cordões de cintura ao longo das gerações tenha sido o de sustentar as roupas íntimas. No passado, a lingerie e os acessórios usados durante a menstruação eram feitos de um tecido preso aos cordões. Isso foi tão difundido em toda a África Ocidental e Central até o início do século xx que os padrões e tipos específicos de cordões que as mulheres escravizadas usavam através da Passagem Média ajudaram algumas a refazer seus laços culturais com o parentesco e a identidade étnica africana.[19]

A diáspora africana ainda procura essa herança. Como a Associação Caribenha de uma escola jesuíta na Filadélfia, que criou uma "barraca de cordões na cintura" para fazer colares de miçangas na celebração do Carnaval, com o desejo de "reconhecer a cultura e o significado por trás deles";[20] ou como uma jovem negra em uma universidade dos Estados Unidos que escreveu sobre como as miçangas a ajudaram a se reconectar com o amor pelo próprio corpo. "Antes de começar a usar cordões na cintura, eu não sentia uma conexão profunda com meu corpo nem um senso de identidade, e certamente não tinha ideia de como poderia adornar e celebrar meu corpo de mulher negra. Muitas mulheres mais velhas ao meu redor também usavam cordões na cintura, e observei como elas exalavam tanta confiança [...]. Embora tenha levado muito tempo para aceitar quem sou, passei a amar mais meu corpo quando pude sentir as miçangas na cintura e na barriga."[21]

Isso aconteceu comigo também. As miçangas fazem com que me sinta mais bonita. Não as uso para me exibir. Quase todo mundo que me vê não tem ideia de que eu as uso por baixo das roupas. Eu as uso para mim. São um lembrete de que venho de algum lugar e de que o formato do meu corpo é uma das muitas oportunidades de me conectar com alguma coisa mais profunda que o meu peso, o que comi hoje ou qualquer coisa física. É como se fosse um adorno de outra época, outro lugar, outro reino. Isso me levou a pensar: por que as mulheres da minha família não querem se sentir assim?

"Acho muito bonito", minha mãe diz. "E deixa você com o bumbum ótimo!" Nós rimos, mas então ela suspira e seu tom fica um pouco melancólico. "Mas isso me deixa triste. Quando eu era criança, tínhamos que ser ocidentais e educados. Assim que ouvimos falar das roupas íntimas da Marks & Spencer, paramos com os cordões na cintura. Quem usava era considerada primitiva. Agora penso no quanto meus pais perderam aceitando a ocidentalização. Eles estavam dispostos a abandonar as tradições. Talvez eu deva comprar alguns cordões de cintura também!", ela conclui.

Há milênios, as sociedades que usam cordões de miçanga na cintura são fissuradas por formas corporais opulentas.[22] Na verdade, como Heather Radke debate em *Butts: A Backstory*, a evolução da nossa espécie para hominídeos bípedes (quase dois milhões de anos atrás) dependia exatamente da evolução dos músculos glúteos; em outras palavras, da evolução da bunda.[23] Essa apreciação pré-histórica pelo bumbum — que permanece até a contemporaneidade — no continente africano pode ser comparada à histeria relacionada a esse elemento do corpo em sociedades ocidentais. Aqui às vezes parece que mulheres terem bundas, e essa parte (como o resto da nossa anatomia) ser linda, é uma descoberta recente.

"Quando eu era mais jovem, havia sempre uma pergunta crucial: Amiga, minha bunda fica grande nessa roupa?", escreve Felicity Hayward sobre a adolescência na década de 1990. Em 2022, essa pergunta passou da ansiedade sobre o risco de parecer avantajada para o título de um livro sobre body positive: *Does My Butt Look Big in This?*.[24] Revistas que antes recomendavam técnicas para atingir o tamanho 34 agora oferecem conselhos para construir, vestir e contornar, com cintas modeladoras, o maior bumbum possível.[25] Nós fomos, é claro, ao outro extremo. "É daqui que sai o meu cocô", canta a humorista Amy Schumer, em uma crítica cômica à mania da sexualização das nádegas. Ela escalou o rapper Method Man, um dos meus favoritos, e a modelo Amber Rose para um videoclipe de paródia, zombando do domínio contínuo da fetichização de bundas.[26]

O "Relatório de aumento de glúteos" (adoro esse nome) avalia o valor do mercado global de implantes de glúteos em 1,5 milhão de dólares em 2020, com previsão de aumento de 22% ao ano até 2028.[27] Mas mesmo a obsessão do momento pelos glúteos parece não ter passado de um modismo. Em 2023, os mesmos influenciadores que pouco tempo atrás corriam atrás de implantes e cirurgias de Brazilian Butt Lift (BBL), o lifting de bumbum, agora estão usando as redes sociais para documentar a explantação e alertar sobre os problemas de saúde que podem causar no longo prazo.

No momento em que este texto foi escrito, a estrela do OnlyFans Blac Chyna entrou na faca para remover seus implantes de glúteos e seios. "Só quero que todas as mulheres saibam: não injetem silicone no corpo. Vocês podem ficar doentes, podem morrer, ter complicações e várias outras coisas bizarras", alertou a estrela de 34 anos a seus fãs, acrescentando que a cirurgia durou quase nove horas porque "seja lá o que fosse aquela massa de silicone, seja lá o que fosse aquilo nos meus glúteos, ficou entupindo a máquina".[28]

A rapper Cardi B revelou recentemente que não apenas havia passado por vários procedimentos para aumentar o tamanho dos glúteos, mas que também estava removendo quase todos. "Em agosto, fiz uma cirurgia e removi 95% dos meus biopolímeros... se você não sabe o que é, são injeções na bunda", disse ela, em uma live no Instagram.[29] "Se você é jovem... e às vezes [acha que] é muito magra e fica tipo

'MEU DEUS, não tenho gordura suficiente para pôr na bunda' e pensa em recorrer a injeções na bunda, NÃO FAÇA ISSO!" Mas esse alerta previne contra uma forma apenas de aumentar os glúteos. O Relatório sugere que, embora o silicone e outros implantes apresentem riscos, o enxerto de gordura, no qual a gordura é removida da barriga ou das coxas com lipoaspiração e depois inserida nos glúteos, está se tornando mais popular.

Cardi B, que tem falado abertamente a respeito dos procedimentos de lipoaspiração, rinoplastia, implantes mamários e biopolímeros, não entrou em detalhes sobre sua jornada para aumentar o bumbum. Para mim, a história dela serve como uma metáfora perfeita da trajetória cíclica de formas de cultura negra como o rap. O rap surgiu como arte de protesto, resultante de várias formas de opressão relacionadas à escravização e ao racismo, e da resiliência de afro-americanos profundamente conectados à herança ancestral e às raízes indígenas. Como é bem sabido, o sucesso do rap fez com que a cultura hip-hop se tornasse um produto fortemente mercantilizado que enriqueceu empresários brancos. E, como o lucro nunca é suficiente em nossa sociedade, o sucesso dessa cultura também se baseou na objetificação das mulheres negras e na difusão de pornografia leve e pesada, contexto no qual artistas como Cardi, que era stripper antes de se tornar popular no hip-hop, alcançaram tremendo sucesso.

Na última década, mulheres como Cardi passaram a usar essa forma de arte, agora mais sexualizada que nunca, como forma de protesto contra as limitações da sexualidade feminina permissiva. Será que as formas de cultura que se desenvolveram objetificando as mulheres podem se tornar ferramentas para o empoderamento delas? Essa é a pergunta pontual provocada pelo hit de 2020 de Cardi B e Megan Thee Stallion "wap" (Wet Ass Pussy, ou Buceta bem molhada). A canção, descrita por um jornalista como uma "ode sonora e visual, alegre e obscena, à sua genitália",[30] tornou-se viral no ano do lançamento. Era inegavelmente viciante, com um vídeo difícil de ignorar, e a reação do público e da crítica foi profundamente polarizada. A brilhante diretora Poppy Begum produziu um documentário *Queens of Rap*, no qual perguntou especificamente a rappers, cantoras antigas do gênero, teóricas feministas e comentaristas culturais negras se essa música era um hino feminista ou a suprema "pornificação" do hip-hop. O veredito, assim como as reações a "wap", dividiu opiniões.[31]

Na minha opinião, "wap" é as duas coisas. Artistas como Cardi ajudaram a criar uma atmosfera em que houve o que só posso descrever como superação de vergonha para as mulheres. Seja falando abertamente sobre traumas sexuais, assumindo orientações e preferências sexuais, a normalização dos brinquedos eróticos e do prazer feminino ou chamando as partes do corpo por seus nomes reais, tornou-se mais fácil tanto habitar um corpo que tem vagina, lábios e clitóris como também existir como um ser sexual.

Não tem sido uma luta fácil. Alguns de meus conflitos profissionais mais tensos surgiram, por incrível que pareça, do seguinte questionamento: será aceitável usar palavras anatomicamente corretas para designar partes do corpo? Quando eu era repórter, por exemplo, trabalhei em uma matéria sobre a mutilação genital feminina.[32] Essa prática, que existe em algumas, mas não todas, sociedades na África e no Oriente Médio, pode apresentar diferentes processos que envolvem, como o nome sugere, mutilação ou incisão de partes da genitália feminina. Muitos livros foram escritos sobre esse processo e sobre as culturas em que ele está presente, por autoras profundamente envolvidas no ativismo contra o procedimento,[33] e eu recomendo essas leituras.

Na época em que relatei esse caso, em 2015, novas leis haviam sido sancionadas, tornando a MGF crime no Reino Unido. Pelo que me lembro, houve protestos públicos quando foi revelado que meninas britânicas tinham sido submetidas à MGF, em uma atmosfera de intensos debates em torno da responsabilização sobre tal ato. Mas, como tantas vezes acontece, a primeira pessoa a ser julgada pelas acusações de MGF não foi, imagino, quem os legisladores tinham em mente como o culpado ideal.

O réu, Dhanuson Dharmasena, era um médico do Hospital Whittington, no norte de Londres. Ele atendeu uma mulher em trabalho de parto que havia sido submetida à MGF em outro país quando criança: seus lábios genitais haviam sido suturados. É difícil imaginar o quanto deve ter sido doloroso para ela, o quanto sua confiança deve ter sido abalada na infância. Assim que entrou em trabalho de parto, os pontos da MGF tiveram que ser abertos. Depois do parto, o dr. Dharmasena fez uma costura com um único ponto, para estancar o sangramento. Uma obstetriz denunciou a sutura como uma potencial violação da política anti-MGF, e ele foi processado. No tribunal, o juiz concluiu que, devido à MGF que a mulher já havia sofrido, as ações do médico provavelmente salvaram a vida da paciente. O júri rapidamente o absolveu. Não foi difícil perceber por quê. A verdadeira questão era que a paciente tivera os lábios genitais suturados quando criança, uma história com a qual esse médico não teve relação alguma. Processá-lo por costurar pontos necessários para remediar uma situação ruim após o parto parecia, na melhor das hipóteses, um equívoco.

A história foi polêmica. Relatei o primeiro dia do julgamento nos noticiários da tarde e da noite, como pauta principal. Todo o caso dependia do tamanho da primeira costura, da descostura e da dimensão da segunda costura nos lábios genitais da paciente. No entanto, lembro-me de ter tido um desentendimento acalorado com um colega homem, que discordou da minha decisão de usar as palavras "vagina", "lábios genitais" e "clitóris" no ar. Ele sugeriu que o vocabulário era inapropriado para um horário de conteúdo livre, quando famílias e crianças estavam assistindo. Eu mesma não conseguia entender como nomear partes da anatomia de uma mulher poderia ser considerado ofensivo ou perigoso para as crianças.

Naquela época, assim como agora, as controvérsias eram constantes quanto às mulheres que expunham os seios para amamentar em público. Aquela prática que mantém os bebês vivos, sabe? Um dos últimos exemplos desse absurdo sem fim é o caso de uma mãe que tem seios grandes e trabalha como modelo no OnlyFans. Ela estava tranquilamente amamentando seu bebê em um supermercado, enquanto acariciava a cabeça do filho, e o público ficou indignado com esse comportamento "obsceno". "Sou chamada de vagabunda por amamentar em público só porque tenho seios grandes", dizia a manchete.[34]

Esses são apenas alguns dos muitos exemplos de como o corpo feminino foi sexualizado — a ponto de associarem à pornografia o simples ato de nomear suas partes, mesmo no contexto evidentemente nada sexy do parto. A política de respeitabilidade para uma mulher não ser associada a uma imagem pornográfica, para ser percebida como profissional ou apropriada ao ambiente de trabalho (em oposição a "não apropriado ao ambiente de trabalho", ou NSFW, em inglês) exige que sejam apagados seu corpo, sua disposição sexual e seu consentimento. Uma série de orientações surgiram para profissionais confusas que tentam existir nesses espaços, descobrindo o que constitui "conteúdo sexualmente explícito", o qual pode atrair a ira de bots que vasculham perfis nas redes sociais. Por exemplo, publicar imagens artísticas é aceitável, desde que seja "uma apreciação objetiva da forma humana imortalizada na arte". Mas se a intenção for evocar prazer sexual, isso pode ser terrível.[35]

Parece complexo, mas não estou defendendo a sexualização de tudo. As imagens pornográficas, ainda predominantemente criadas por homens para homens, nunca foram feitas para promover a libertação feminina, e isso é evidente. Várias gerações de mulheres cresceram numa era de pornografia onipresente na moda, no marketing de perfumes, nos esportes e na música. Em todos esses contextos, são incorporadas ideias da pornografia sobre como a sexualidade e os encontros sexuais deveriam acontecer.

Uma das matérias mais perturbadoras que fiz como jornalista em 2015 foi sobre os efeitos da pornografia na infância. O mais preocupante era que, no Reino Unido, metade das crianças e um quarto das de onze anos de idade eram expostas à pornografia, e isso acontecia de forma involuntária: simplesmente aparecia nos feeds, mesmo quando elas não procuravam por esse conteúdo.[36] Desde então, as estatísticas têm piorado. Em 2023, a Children's Commissioner for England informou que uma em cada dez crianças de nove anos já viu pornografia e que grande parte do material consumido por crianças e jovens apresenta violência. Aos dezoito anos, um em cada três jovens na Inglaterra já procurou representações de violência sexual, como agressão física, coerção e degradação.[37] Nos Estados Unidos, um estudo concluiu que a idade média de exposição à pornografia entre os homens era de treze anos, e que eles encontravam esse conteúdo mais por acidente do que de propósito. Alguns foram expostos à pornografia desde os cinco anos de idade.[38]

É difícil descobrir onde traçar um limite entre pornografia, entretenimento e marketing, uma vez que as imagens de violência sexual se tornaram tão normalizadas. A Balenciaga foi forçada a pedir desculpas não por uma, mas por duas campanhas com imagens impróprias relacionadas a crianças. Uma delas mostrava meninas segurando bolsas feitas de ursinhos de pelúcia, que vestiam coletes de tela e acessórios de bondage. Outra campanha utilizou documentos sobre a lei de abuso sexual infantil como adereço.[39] A marca inicialmente ameaçou processar os designers e produtores do ensaio fotográfico, mas depois aceitou total responsabilidade pela falta de supervisão. Para muitos seguidores da moda em geral e da própria Balenciaga, contudo, o inexplicável era como supostamente tantos profissionais adultos viram e reviram esse conteúdo sem perceber o quanto as imagens eram sinistras ou prejudiciais.

Em algum lugar nessa dicotomia entre hipersexualização e medo, uma verdade poderosa foi perdida. Audre Lorde, a "poeta guerreira" afro-americana, como ela própria por vezes se descrevia, delicadamente desfez os nós entre o pornográfico e o erótico criados pela cultura patriarcal. Seu trabalho foi escrito há décadas, e parece um alerta da nossa realidade atual.

O erótico, explicou Lorde, "é um recurso dentro de cada uma de nós, assentado em um plano profundamente feminino e espiritual", que "emana do nosso conhecimento mais profundo e irracional [...]. Uma declaração da força vital das mulheres; daquela energia criativa fortalecida, cujo conhecimento e uso estamos agora retomando em nossa linguagem, nossa história, nossa forma de dançar, de amar, nosso trabalho, nossas vidas".

Mas, continua Lorde, "o erótico tem sido difamado pelos homens e usado contra as mulheres. Foi transformado em uma sensação confusa, trivial, psicótica e plastificada. Por isso, muitas vezes nos afastamos da exploração e consideração do erótico como fonte de poder e informação e o confundimos com o seu oposto, o pornográfico".[40]

Essa sabedoria está entalhada nas complexas figuras dos templos indianos com esculturas sensuais de mulheres dançarinas ou *devadasi*, cuja existência se tornou possível, e gloriosa, na Idade Média graças a essa compreensão.[41] A tradição tântrica da Índia se baseia na noção de que a sexualidade pode criar um "estado supramundano". Por meio do estado de consciência durante a intimidade entre duas pessoas, a interação sexual "favorece um processo de alquimia, de fusão [...] essencial para a realização da consciência do paraíso".[42]

Se o erótico nos aproxima do divino, então podemos presumir que o pornográfico nos afasta ainda mais dele. "A pornografia constitui uma materialização meticulosa, impessoal e naturalista de indivíduos reduzidos a seus corpos, sendo seus corpos reduzidos aos instrumentos, e esses últimos reduzidos à sua funcionalidade", escreve a acadêmica romena Simona Galatchi, acrescentando que sua existência "só é possível em um mundo dessacralizado."[43] Ou, dito de outra forma, a pornografia só é possível num mundo onde Deus morreu.

Lorde recorre a essa antiga compreensão do erótico e a converte para nossos tempos, mais premente que nunca; uma ideia que nos faz avançar, particularmente como mulheres que foram envergonhadas ou dissuadidas de se envolverem com o poder do nosso "conhecimento mais profundo e irracional". É nessa compreensão do pornográfico que penso quando assisto ao clipe de "Wet Ass Pussy". Seu efeito libertador foi tornar comum uma atmosfera em que as mulheres reconhecem e celebram a sexualidade. Então olhamos em volta e percebemos que, enquanto estávamos celebrando, não vimos que Deus havia morrido.

É uma manhã gélida em Marrakech. Enrolo meu xale ao redor dos ombros e tento não sujar os tênis brancos na grama molhada e na areia úmida do ar fresco. Pérolas de gotas da chuva ainda estão nas folhas de babosa e, ao longe, a neve se aninha nos picos da cordilheira do Atlas.

Quando a equipe de filmagem começa a tirar tudo da van — suportes e acessórios, câmeras, lentes, iluminação e walkie-talkies —, percebo que esse local não é o que eu esperava. A ordem do dia indica a casa de alguém, mas, na verdade, a residência à minha frente parece mais um palácio. Diante de mim, se estende como um amplo casbá, com um piso branco, liso como um mar de concreto sereno e brilhante.

Sigo o piso branco, como se fosse a estrada de tijolos amarelos, por um átrio iluminado pela luz sobrenatural de Marrakech, sob uma grande cúpula de vidro no teto que filtra a luminosidade do sol em uma piscina de rochas estranhas. No centro desse espaço em preto e branco, há uma sofisticada chaise longue, espelhos com moldura de ráfia... muitos espelhos. A princípio, acho que os espelhos estão enganando minha percepção do espaço, ampliando o tamanho da casa, mas aos poucos percebo que é mesmo enorme. Os corredores conduzem a vários quartos elegantes. Uma ala abriga uma grande piscina mediterrânea coberta, com azulejos recém-aplicados e adornada com plantas intrigantes que saem de vasos de barro tradicionais. Uma sala de jantar separada da casa principal é um cubo de luz com vitrais coloridos e candelabros graciosos pendurados, feitos de cristal e pedra local. Aqui me sinto impelida a sentar, um pouco culpada, já que a equipe está suando lá fora. Mas meu trabalho vai começar mais tarde. Pego o laptop e olho para o jardim selvagem, os arbustos e juncos que quase brilham com um verde sinistro, alimentados pela chuva, sob os céus continentais mutáveis.

Estou aqui para filmar com a artista Majida Khattari, uma marroquina linda e curiosa, com o cabelo preto preso atrás em uma firme presilha cheia de dentes, o corpo pequeno envolto em roupas pretas. Eu a encontro literalmente entre as torres dessa casa-castelo, em um estúdio bem iluminado, onde ela preenche com rapidez uma tela presa à parede. Ela tem a aura de uma pessoa organizada, mesmo estando coberta de giz pastel, tomada pelo ato da criação. À maneira tradicional dos artistas plásticos, ela tem um patrono, seu amigo Pierre Collet, que acabo por identificar como o proprietário da casa, onde Majida conseguiu espaço e liberdade para criar. Encontro Collet mais tarde, e agradeço por ter recebido generosamente não apenas a mim, mas toda a nossa turbulenta equipe de filmagem em sua residência elegante e intimidadora. Collet ostenta todos os deliciosos clichês de um patrono francês das artes. Ele poderia facilmente ter sido o protagonista de uma peça de Oscar Wilde: esguio, impecável, com um bigode extravagante e uma longa barba bem aparada. Apenas uma semana antes, Collet me conta, ele inaugurou um novo museu de joias em Marrakech, que inclui uma coleção sem precedentes de peças históricas de cinquenta nações de África e da Ásia, concentradas em torno da antiga Rota da Seda.

Enquanto isso, Majida está pintando uma ampla imagem de uma mulher segurando um livro, acompanhada por dois homens de aparência erudita. Ela explica seu planejamento para o dia. É possível que faça sentido para um falante de francês mais fluente. Mas para mim, entre o árabe, o francês e os detalhes extravagantes de sua visão artística, a explicação parece ainda mais confusa. Sei que o plano abarca uma pintura, um livro, uma tradução, uma sessão de fotos, modelos-vivos, e provavelmente eu serei puxada para esse turbilhão em algum momento desse dia enigmático. Excepcionalmente, dessa vez decido que talvez seja melhor não saber e pergunto o mínimo possível. Esse é o momento de apenas seguir o fluxo. Talvez Majida tenha lido minha mente: ela não explica, mas me pergunta se eu leio francês, interpreta minha incerteza como uma afirmação e põe um livro em minhas mãos.

É *O jardim perfumado: Um manual de erotologia árabe*. O livro é antigo; a edição é dos anos 1950 de uma obra publicada pela primeira vez em francês, um século antes. Eu leio francês, provavelmente leio melhor do que falo. E descubro que o livro foi escrito por um erotólogo indígena tunisiano chamado Xeque Nefzaui, no século xv.[44] O título por si só é suficiente para refutar algumas das minhas ideias preconcebidas a respeito da erudição árabe no final do período medieval. Seu principal argumento é que Deus não apenas criou o sexo, mas que sua intenção era especificamente oferecer prazer aos praticantes.[45] É uma velha e curiosa narrativa divertida de posições sexuais e fetiches da época. Por exemplo, a atração por um queixo duplo é posta no mesmo nível dos seios de uma mulher.[46] E também apresenta o conselho útil aos homens sobre as preliminares: "Assim como o âmbar, a mulher deve ser aquecida".

Posso entender por que Majida é fascinada por essa visão do mundo, por esse legado das tradições islâmicas medievais de prazer sexual, bem como de outros artistas norte-africanos de épocas passadas que partilham de sua ancestralidade e de seu interesse pelo sensual e pelo erótico em questões de gênero e poder. Quando confesso que nunca tinha ouvido falar de Xeque Nefzaui ou dessa tradição em geral, Majida me assegura de que a maioria dos marroquinos também não. Textos como *O jardim perfumado*, assim como *As mil e uma noites* e o *Kama Sutra*, foram extremamente influentes na Europa no século xix, traduzidos para inúmeras línguas, fomentando o surgimento do gênero "erotologia". Nessa atmosfera de supremacia racial e elaboração colonial, o livro se tornou "um ícone global da exotização orientalista [...] que ofuscou as diferentes magnitudes das tradições mundiais de conhecimento sexual, minimizou a sofisticação de sua seriedade científica e homogeneizou seu significado de acordo com uma alteridade exótica simplificada".[47]

Em outras palavras, a euforia por livros como *O jardim perfumado* nunca fez jus à obra enquanto durou. Então esses escritos foram esquecidos na Europa e, mais tarde, ironicamente, nas sociedades que a Europa colonizou, inclusive nas próprias culturas do norte de África, onde se originaram.

"Não creio que as pessoas saibam agora que existe uma tradição muçulmana de intenso interesse no prazer sexual", Majida me diz. "E que essa tradição enfatiza muito o prazer feminino, que um homem deve estar atento ao corpo de uma mulher, que é igualmente importante para ela experimentar a satisfação sexual. Pretendo recuperar esses textos perdidos para uma nova geração."

Isso não quer dizer que *O jardim perfumado* seja uma obra feminista, ou mesmo antirracista. Quando leio, descubro que no fim das contas ainda é um decreto masculino sobre o que deve ser considerado bonito em uma mulher. "Uma cintura perfeita", um corpo "robusto e vigoroso", "sobrancelhas pretas etíopes", "vulva saliente e carnuda", "quadris largos e fartos".[48] Depois há a terrível história de Doreame, um "crioulo" depravado, ávido por sexo e estuprador em série. Perto disso, algumas propagandas da época da escravidão contra os homens negros parecem inofensivas.

O livro deve ser lido considerando seu contexto, com suas ideias tanto problemáticas quanto progressistas, como parte da longa tradição de celebração da divindade do prazer sexual que existe em todas as principais religiões. Assim como a erotologia árabe, as revelações sexuais de muitos dos santos do sufismo também foram reprimidas por anos. E, no cristianismo, a ideia de que o sexo era um portal para a conexão sagrada com Deus se tornou um assunto perigoso e proibido, relegado a uma condição clandestina, na alegoria codificada de poetas e alquimistas. O trovador francês do século XII Peire Vidal, cujos patronos incluíam o rei Ricardo I (Ricardo Coração de Leão), cometeu o erro de escrever em um de seus poemas: "Acho que vejo Deus quando olho para a minha amada nua". Ele foi julgado e quase foi queimado na fogueira.[49]

Majida encontra inspiração artística nessa memória esquecida, com toda a sua complexidade. O que a fascina em *O jardim perfumado* não é apenas o fato de ter sido escrito, mas o fato de sua primeira tradução ter sido feita por uma mulher. Quando o francês e orientalista amador\* Antonin Terme traduziu a obra em 1860, ele recorreu à expertise de

---

\* Ver p. 154.

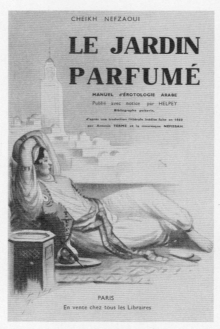

Edição francesa de meados do século xx de *O jardim perfumado: Um manual de erotologia árabe,* do escritor e erotologista tunisiano do século xv Xeque Nefzaui.

uma mulher. Pouco se sabe sobre ela, que é identificada como "Nefissah la Mauresque", ou "Nefissah, a Moura". Existe uma representação dela do início do século xx. Ou serão as mulheres descritas no livro como parceiras sexuais idealizadas? É difícil dizer. Ela está reclinada, com o sapato jogado de lado, o narguilé enrolado no chão, parecendo épica e majestosa, como uma noiva.[50]

Duas mulheres chegam à casa em Marrakech com malas grandes e intimidantes, e me avaliam. Não consigo compreender o que elas dizem, num expressivo darija, o dialeto árabe amplamente falado no Marrocos, mas sou fluente o bastante naquilo que descreveria como a língua universal da Tia Africana: robusta, com uma essência afável, prática e sem medo diante de um desafio aparentemente assustador. Nesse caso o desafio é de fato assustador, embora eu demore algum tempo para decifrar do que se trata. O plano começa a tomar forma em minha mente. Serei transformada em uma noiva marroquina.

Nunca fui uma noiva, em qualquer circunstância, e, por mais que adore me arrumar, acho que existe um motivo para que os dias de casamento sejam reservados a uma categoria diferente de dedicação. Esse traje específico combina muitas camadas de tecidos: algodão, cetim, renda, um cinto de metal formidável, brincos pesados e (o meu favorito) um detalhado adereço que pende majestosamente sobre minha testa. Uma das tias, já tendo olhado na direção dos meus seios algumas vezes, de repente os agarra, aperta-os e dá início a um acalorado debate com a colega.

Não consigo compreender a discussão, mas elas parecem concordar que não sou avantajada o suficiente. Majida entra na sala, bem a tempo de acabar com os planos, que ela depois me explica, de encher meu sutiã com qualquer coisa que pudessem encontrar dentro das malas. Majida se diverte com o arranjo delas e fico felizmente alheia a tudo até mais tarde, quando ela me diz que pode complementar minha beleza na pintura, mas não exatamente dessa maneira. Estou tão confortável com meu corpo nessa fase da vida, depois de tantos anos sendo pressionada, em várias ocasiões, por tias, médicos, parteiras e um bebê faminto, que acho tudo engraçado em vez de me sentir insegura. Na verdade, estou surpresa que elas não tenham encontrado muitas outras imperfeições, na tentativa de me transformar em uma noiva marroquina virginal.

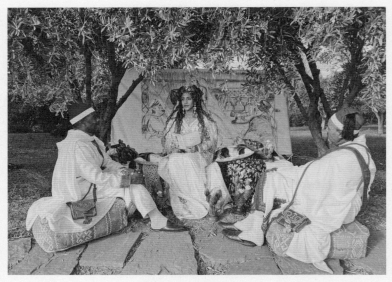

Vestida de Nefissah, a Moura, e parte de uma obra de arte da artista marroquina Majida Khattari. Marrakech, 2022.

Esse jardim de Marrakech está tão intocado pela interferência humana que reverbera a natureza selvagem. Há alguma coisa especial na terra que faz fronteira com o Saara. Acho o deserto sedutor em suas duas extremidades, de uma forma que evoca o perigo. Sou descendente de povos da floresta, de ambos os lados de minha linhagem. Graças a meus ancestrais, adquiri uma afinidade com a vegetação abundante, e meus pais, que me criaram como uma clássica criança precoce, me transformaram em uma pessoa obcecada por estímulos. Acho que devo agradecer a eles por minha curiosidade, e pelo fato de eu raramente parar de ler, fazer anotações e falar. Quando estou em casa, até mesmo o silêncio mental do trabalho doméstico é um tempo que pode ser gasto em telefonemas ou audiolivros; a tranquilidade de uma viagem de trem é o momento perfeito para escrever. Multitarefa é meu sobrenome.

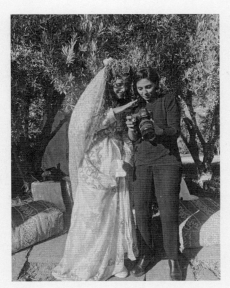

Com Majida Khattari no making-of de Nefissah, a Moura. Marrakech, 2022.

Por isso, sei que essa paisagem exerce algum tipo de efeito estranho sobre mim. Sempre que estou longe dos oceanos e mares, em direção aos centros de gravidade do interior de África, pareço me tranquilizar para uma frequência mais pacífica, e minha atenção se torna concentrada.

Quando eu era correspondente do *Guardian* na África Ocidental, uma região onde o interesse dos impérios pelo litoral resultou em cidades mais densas ao sul do país, meu interesse imediato era pelo norte. No final, foi essa a demanda da rede de notícias. Os dramas do deserto se espalharam como ondas na areia da Líbia, onde as nações ocidentais tinham derrubado Kadafi sem nem sequer pensarem na instabilidade e nas lacunas de poder que se espalhariam pelo Saara. Para as populações de nações antes pacíficas como o Mali, isso foi uma tragédia. Para uma jornalista, era

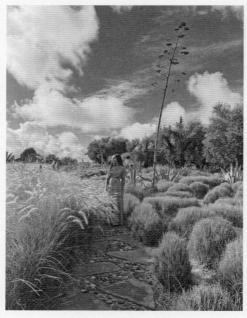
Um jardim perfumado da vida real.
Tassoultante, Marrocos, 2023.

o início de repetitivas odisseias de Bamako, no sul, até Djenne, Ségou ou Mopti, no norte.

Mas a curiosidade e alguma coisa mais ancestral teriam me atraído para lá de qualquer maneira. Acontece quando estou em Gana, pelas selvas do antigo império axante, onde a terra se torna mais macia e se funde com a areia e os baobás, a relva e os arbustos, no caminho até Burkina Faso. Acontece quando estou no Senegal, e o farfalhar do vento e dos tecidos do deserto me levam a Saint-Louis, onde o rio e o sol evocam o cheiro de impérios antigos, marchando nos contornos da distância.

No norte de África, a gravidade é invertida. Os monstros da cidade estão ao norte, agrupados em torno do Mediterrâneo e dos megacentros econômicos milenares. Então agora, no Marrocos, estou seguindo em direção ao sul, para longe deles, da Europa, do mar quente e do oceano frio, passando pelos impressionantes cumes do Atlas. O mesmo feitiço acalma minha mente hiperativa. Minhas tarefas silenciosamente se afastam, e fico compenetrada de novo; há uma particularidade no verde, concentrado como está em poucas plantas, e há um céu mais implacável, com a luz que emite, a promessa de uma terra com todos os seus segredos, sem oceano, mar ou planície costeira plana ameaçando diluir sua presença. Para falar a verdade, não sou muito fã de água, mas mesmo assim não é o deserto que me atrai. Não são as dunas nem horizonte amarelo; minha relação é com as fronteiras. Talvez eu seja como elas: nem uma coisa nem outra, nem deserto nem floresta, com ideias imprecisas sobre o que um lugar deveria ser. Os desertos são o mulato trágico da Terra.

As terras de ambos os lados do Saara têm muito em comum: a luz que as pessoas já viajaram milhares de quilômetros para conhecer, para transformar em arte ou para sonhar. Há culturas indígenas de artesanato, comércio e guerra com histórias e nomes sobrepostos — berberes, tuaregues, amazigh — que os estrangeiros romantizam e admiram. É difícil não cair nessa utopia. Li *O alquimista*, de Paulo Coelho, aos vinte e poucos anos; Fátima, o oásis repleto de palmeiras e as mulheres do deserto ficaram tão impressos em minha mente quanto nas páginas do livro. De alguma forma ele foi parar na lista de leitura da minha filha antes de dormir, e nós lemos juntas. Dessa vez, vi através dos olhos dela alguma coisa sobre os códigos e costumes das sociedades do deserto, o domínio da leitura dos elementos e presságios, a magia nos sistemas de crenças dos personagens. No entanto, a especificidade da cultura do Saara contribuiu com uma narrativa essencialmente elementar: você pode viajar pelo mundo em busca de um tesouro que sempre esteve sob seus pés. "[Os homens] Têm medo de realizar os maiores sonhos porque acham que não o merecem, ou não vão consegui-los. Nós, os corações, morremos de medo só de pensar [...] em tesouros que poderiam ter sido descobertos e ficaram para sempre escondidos na areia."[51]

Assim, sempre foi nociva a ideia de que o norte de África e a "África Subsaariana", as terras que se estendem pelo deserto místico, são lugares separados. No meu livro *Brit(ish)*,[52] escrevi sobre como o termo "África Subsaariana" foi utilizado de forma negativa para diferenciar a África negra dos países mediterrâneos com objetivos perversos. No imaginário europeu, o norte de África está associado às civilizações clássicas e às ruínas romanas, aos fenícios em Cartago, aos egípcios em Alexandria. A África Subsaariana, por outro lado, é sinônimo de pobreza material e intelectual e de subdesenvolvimento.[53]

As empresas misturam o Oriente Médio e o norte de África na sigla em inglês MENA, presumindo maior semelhança entre o mundo árabe e as nações africanas ao norte do deserto do Saara. "África Subsaariana" não é um termo geográfico, e sim racial. Tem pouco a ver com a posição dos países em relação ao deserto do Saara. O termo é na realidade um eufemismo, que substitui o termo anterior, "África tropical", e a visão preconceituosa da negritude.

Essas identidades estão começando a mudar. Fiquei muito emocionada, para a minha surpresa, ao assistir Ons Jabeur se tornar a primeira tenista africana na era Aberta a chegar a uma final do Grand Slam quando avançou para a última rodada de Wimbledon em 2022.[54] Eu estava lá quando ela ganhou nas quartas de final e dedicou sua vitória a outras garotas africanas. "Gostaria de poder mandar essa mensagem à geração mais jovem, não apenas do meu país, mas do continente africano", disse ao público quase inteiramente branco — como sempre — na quadra central de Wimbledon. Na Copa Africana de Nações de 2019, o meio-campista argelino Adlene Guedioura publicou uma foto sua em um terraço rodeado pelas camisas de seus adversários do Senegal, Marrocos, Costa do Marfim e Nigéria, com a legenda "Comemorando em casa com meus irmãos africanos. Obrigado a todos os #africanos por essa festa incrível de sul a norte, de leste a oeste".[55]

O esporte inevitavelmente reflete o que os acadêmicos têm documentado como o "ponto de virada" do norte de África, ou *infitah*, em árabe, em direção aos outros países do continente. Há muitas explicações para isso: o colapso do regime de Gaddafi na Líbia, o conflito no Mali, que gerou desafios de segurança para todas as nações que fazem fronteira com o Saara, e novas relações com a China e outras nações asiáticas que interferem na soberania da Europa em relação ao comércio e a outros domínios.

Mas o mais importante é que essa mudança também reflete a difusão de culturas indígenas africanas, que contam uma história diferente sobre a composição cultural e racial das sociedades norte-africanas.[56] No Marrocos, por exemplo, o movimento pelo orgulho indígena amazigh reitera uma identidade que é anterior ao Islã, adota o judaísmo, rompe a dicotomia entre negros e brancos[57] e reivindica o mais antigo povoamento contínuo dessas terras, enraizadas em tradições diversas e distintas, todas inegavelmente africanas.

Ao se definirem como parte do continente africano, esses norte-africanos iniciam o movimento de desconstruir a ideia de separação que durante tanto tempo tem infectado a mentalidade pós-colonial. A linguagem conta uma história útil e precisa. Na visão de mundo imperialista e centrada no ocidente, os termos mais comuns não incluíam apenas a "África Subsaariana", mas também o "Oriente Médio", o "Extremo Oriente" e o "Oriente". São termos que têm mais relação com a proximidade racial e cultural com a Europa do que com a geografia.

A linguagem é importante. Desde a última vez que escrevi sobre o problema da "África Subsaariana", surgiram mais comunidades à procura de nomes melhores. Um grupo argumenta que os termos "Oriente Médio", "Oriente Próximo", "Mundo Árabe" ou "Mundo Islâmico" têm "origens coloniais, eurocêntricas e orientalistas, e são criados para amalgamar, conter e desumanizar o nosso povo". Como um projeto de libertação, consideram renomear essa região e preferem descrever o "Oriente Médio" como sudoeste asiático, e sua relação com o norte da África como SWANA, South West Asia and North Africa (sudoeste asiático e norte da África). "Usamos o termo SWANA para nos referir à diversidade de nossas comunidades e para ajudar os mais vulneráveis em nossa libertação", afirma o grupo.[58]

É um fato conhecido que os colonizadores europeus usaram a estratégia de "dividir para conquistar" e que isso foi vantajoso para alguns grupos.[59] Os britânicos fantasiaram o glamour nômade da aventura colonial de Lawrence da Arábia. Os franceses, que tomaram a maior parte das sociedades em ambos os lados do deserto do Saara, estavam, e parecem ainda estar, quase possuídos por suas ideias românticas sobre o Magrebe islâmico. Eles os estigmatizaram como "os outros" e, ao mesmo tempo, projetaram neles muitas de suas fantasias sobre cultura, sexualidade e arte, uma concepção capturada sob a tese do "orientalismo".

A verdade é que a cultura marroquina está, assim como a posição geográfica do país, integrada de forma única em três tradições que se sobrepõem. Todas as pessoas que conheço no Marrocos salientam essa conexão: o país está próximo da Europa, profundamente ligado ao Oriente Médio pelas histórias islâmica e judaica e fortemente enraizado no continente africano. É uma mistura que remeto à minha história pessoal, com minha hereditariedade de ancestrais africanos, judeus e europeus, mas abordar a experiência marroquina a partir de qualquer coisa que não seja uma curiosidade por suas identidades específicas seria um equívoco confuso e impreciso.

Para satisfazer essa curiosidade, eu saio de Marrakech rumo a Ouarzazate, a cidade por vezes descrita como a porta do deserto. Viajamos o dia inteiro pela cordilheira do Alto Atlas, negociando os horários das partidas de futebol com nosso motorista pelo caminho. A Copa do Mundo começou, e o Marrocos está vencendo. No início do torneio, os marroquinos da nossa equipe davam desculpas amenas para não trabalharem em dias de jogo: "Tenho que levar minha mulher ao médico", ou "Hoje preciso buscar meu filho na escola". Mas agora eles nem fingem mais. À medida que a seleção avança na competição, a equipe basicamente entra em greve. "Você trabalharia se a Inglaterra estivesse jogando?", um membro pergunta ao meu diretor, que é inglês. Ele sabe muito bem a resposta. Já dirigi pelos Alpes europeus muitas vezes. Mas tentar fazer um slalom em curva fechada pela cordilheira do Atlas, com duração, desnível e geometria diferentes de tudo que já vi, no limite de horário implacável de um iminente jogo da Copa do Mundo, é um novo nível de emoção. Principalmente na dinâmica nada glamorosa e já nauseante de um ônibus de equipe. Se o feng shui fosse um veículo, nosso ônibus seria seu oposto.

Aumentando a tensão, ou talvez por causa dela, Sanaa, nossa produtora, uma jovem marroquina britânica, de repente pede que parem o ônibus. Ela precisa segurar o cabelo — grossas madeixas pretas que deslizam em cachos sedosos — para vomitar em um pacote vazio de batatas fritas na beira da estrada. Os torcedores estão sérios. O tempo está passando.

Mas então, depois de quatro ou cinco horas, a estrada tortuosa finalmente se torna um caminho reto. O sol está se pondo sobre os cumes nevados ao longe. As construções começam a parecer cada vez mais antigas, com blocos e ameias forjados no terreno árido e rochoso, com cor de barro, enquanto o deserto ao redor se transforma num vasto bosque de tamareiras. As montanhas se estendem em um horizonte infinito: mais perto de nós, as planas estepes das terras de pastagens, diante das encostas levemente onduladas e, por trás delas, dominando o céu com dramáticos contrastes de sombra e luz, as imponentes montanhas dos Atlas.

Posso não gostar muito de água, mas adoro montanhas. Estou enfeitiçada. Amanhã, nesse vasto terreno, vamos testemunhar a lua cheia, cuja iluminação já foi capaz de banir o menor vestígio de escuridão da noite. Perdemos a maior parte do jogo, mas, ao chegarmos ao hotel, o Marrocos vence a Espanha no desempate por pênaltis e a cidade inteira ocupa as ruas. A cidade *inteira*: desde os recém-nascidos até os mais idosos. Eles cantam "Heyy ho", batendo em qualquer objeto percussivo que esteja à mão, arrastando os pés alegremente pelas passagens estreitas de paredes de barro. Parece um dia auspicioso para perambular pelos túneis no coração do deserto do país. Ouarzazate significa "sem ruído", um portal para o silêncio com que o Saara seduz e destrói seus visitantes. Mas hoje, neste exato momento, o barulho é absurdo.

As pessoas que estão nas ruas usam dois termos diferentes para se descreverem. Os mais velhos com quem falo identificam sua ancestralidade como "berbere". As gerações mais jovens das mesmas famílias dizem com orgulho que são "amazigh". Essa diferença não é novidade. Pelo contrário, estão usando uma linguagem diferente para descrever uma coisa muito antiga; uma das culturas mais antigas do mundo.

Até recentemente, as pessoas que dominam essa região eram conhecidas no resto do mundo como "berberes". Os vestígios das primeiras sociedades humanas encontrados na região estão entre os mais antigos do planeta, agora considerados evidências do *Homo sapiens* de mais de 300 mil anos.[60] Há evidências da cultura berbere sobretudo nos últimos 10 mil anos, e sua língua, o tamazight, com mais de 5 mil anos, é a mais antiga em existência contínua no norte de África.[61] A escrita, semelhante a runas antigas, remonta ao século iii a.C.[62]

Se já existiu algum grupo que deveria ser descrito como "indígena", esse é um deles.

O termo *indigena*, do latim, significa "nativo do lugar"; a palavra, em seu uso moderno, é usada para caracterizar descendentes das primeiras populações de um país que não controlam, como grupo, seu governo.[63] Mas é um termo problemático, na melhor das hipóteses. A relação entre indigeneidade, aboriginalidade e "primeiridade" é ambígua. O termo "indígena" tem sido usado para pessoas que não se consideram indígenas e negado a pessoas que se entendem indígenas, em ambos os casos contra sua vontade.[64]

No norte de África, esse termo problemático foi sobreposto a outro: berbere, do grego *barbaroi*, que evoluiu em latim, árabe e francês para significar "povo cuja língua não é compreendida", o que na verdade passou a ter o sentido de "selvagem" ou "incivilizado". É a mesma raiz da palavra "bárbaro".[65] Não é exatamente uma denominação ideal. Na realidade, os mais de 20 milhões de pessoas que o termo abarcava no Marrocos, na Argélia, na Líbia, na Tunísia e no Egito, no Mali e em Níger se identificavam como imazighen, o plural de amazigh, que significa "livre". Foi só a Primavera Árabe de 2011 que de fato propagou a consciência a respeito dessa identidade fora da região. Alguns marroquinos de hereditariedade amazigh que conheci me disseram que preferem chamar os eventos de 2011 em diante de Primavera Amazigh. Eles tinham antigas queixas contra a repressão contínua da cultura amazigh, contra a promoção do árabe como a língua de Deus e contra o estigma do uso do tamazight.[66] Os movimentos amazigh em todo o norte de África começaram a exigir o fim das cláusulas obrigatórias árabes e islâmicas em constituições nacionais que proibiam suas práticas religiosas, seus nomes e suas línguas.

Esses movimentos alcançaram conquistas reais. Em 2016, o governo argelino reconheceu o tamazight como língua oficial. No Marrocos, onde os ativistas amazigh afirmam que até 40% da população é indígena, o rei Mohammed VI fez um discurso na TV anunciando uma nova constituição, estabelecendo a identidade nacional como uma "convergência" de "componentes" árabe-islâmicos, amazigh e saarianos, que é "alimentada e enriquecida por influências africanas, andaluzas, hebraicas e mediterrânicas".[67]

Nem todos concordam com as novas declarações a respeito da herança amazigh. Há preocupações de que, ao classificar os amazigh como "indígenas", os árabes sejam considerados "colonos", o que deslegitimaria a antiga influência árabe e muçulmana no país. Alguns nacionalistas árabes rejeitam a ideia de "indigeneidade" e a consideram uma construção colonial, utilizada pelos franceses para dividir e direcionar a população contra a causa anti-imperial e nacionalista.[68]

As batucadas, os "Heyy-hos" e gritos de alegria diminuem, e volto a atenção para meu hotel.[69] Essa verdadeira toca de coelhos no extremo remoto de Ouarzazate é, fico sabendo, uma antiga fortaleza, ou "casbá". É um labirinto genuinamente misterioso de escadas íngremes, varandas, alcovas, terraços e cavernas. Os proprietários, uma marroquina da cordilheira do Atlas e um francês dos Pireneus, o restauraram cuidadosamente ao longo de um quarto de século com materiais da região: tijolos de barro, junco, madeira, pedra, cal, azulejos de Tamegroute e mármore de Tiznit. As paredes são adornadas com curiosas figuras: a caligrafia incorpora temas árabes, amazigh e do Egito antigo. Há fotos emolduradas de homens e mulheres do século XIX em trajes tradicionais do deserto, esboços de uma mulher judia, de uma mulher árabe, de homens velhos de pele retinta tocando *gnawa*, o blues marroquino, uma forma de música antiga mais intimamente ligada às tradições da África negra. As paredes aqui são como uma biblioteca visual das culturas deixadas no Saara pelos grupos que o habitam há séculos, milênios: os amazigh, os africanos negros de outras culturas próximas, os árabes, que povoaram todo o Marrocos no final do século XIII,[70] e, a partir do período medieval, os judeus.

Na verdade, segundo os historiadores, a chegada do povo judeu a essa parte do norte de África aconteceu no período fenício, na Idade Antiga. Mas o número de judeus aumentou a partir de 70 d.C., depois da Pax Romana, quando a paz e a expansão imperial fizeram com que o povo judeu se espalhasse por todo o Império Romano.[71] As colônias e os assentamentos judaicos prosperaram em toda a região, e muitas tribos amazigh locais se converteram ao judaísmo. Os habitantes de lá me contam que existiam vários pequenos reinos judeus nessa parte do Marrocos, e o meu hotel, Riad

Dar Daïf, parece ser um desses locais históricos. Estima-se que, na década de 1950, 170 judeus ainda viviam em Ouarzazate,[72] mas hoje seu legado é pouco perceptível. Alguns moradores se lembram de um único e velho habitante judeu que vendia peles de animais e viveu na parte de cima da sinagoga até o fim da vida, no final do século xx. O que resta do cemitério judaico ainda abriga uma grande tumba e numerosos pedaços de lápides, infelizmente deteriorados, com fragmentos em hebraico.

Não vi isso quando visitei o Marrocos, mas dizem que esses túmulos às vezes ficam cheios de peças de roupas femininas, um sinal de que mulheres muçulmanas locais estiveram lá fazendo cerimônias de fertilidade, nas quais se despem e fazem um ritual de lavar o corpo. As mulheres acreditavam que realizar esses ritos em uma sepultura judaica abria o portal para uma gravidez saudável.[73] Hoje em dia o cemitério faz fronteira com uma locação próspera de filmes de Hollywood, os Estúdios Atlas, onde *Game of Thrones*, *Star Wars*, *Gladiador* e várias outras produções de grande sucesso com qualquer cena do deserto, em qualquer lugar, tomaram emprestado o cenário de Ouarzazate.

No jantar da minha primeira noite em Ouarzazate, sou abordada por Salma Tahiri, uma jovem da cidade que trabalha em um restaurante e estuda serviço social na universidade. Quis falar comigo desde o momento em que entrei, ela me conta. Apontando para seu hijab, quer que eu saiba que por baixo dele seu cabelo é igual ao meu, e que ela costuma usar tranças, penteados nagô e outros visuais africanos. Ela se parece comigo, tem a cor da pele semelhante, características parecidas. Ela lê bastante, fala inglês fluente. Aqui existe uma hierarquia de castas baseadas em cor da pele?, pergunto. Ela sorri e diz: "Você vai ver".

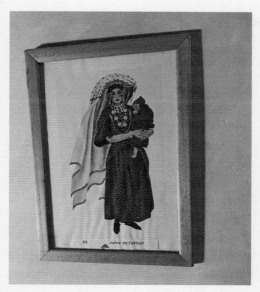

Pintura de uma mulher da comunidade judaica histórica usando traje tradicional, em Ouarzazate, Marrocos. Artista desconhecido, foto de 2022.

À medida que me embrenho no deserto, o clima muda, e o frio se transforma em vento molhado e chuva. É difícil de acreditar. Todos ali dizem que isso é incrivelmente raro, mas as planícies rochosas no sopé das montanhas do Atlas agora parecem mais com Dartmoor do que com as dunas amarelas, marca do Saara, que os estúdios de Ouarzazate ajudaram a difundir.

Meu destino é Tazenakht, uma cidade remota ao sul. O nascer do sol do final do inverno e o céu encoberto me deixam extenuada, e me sinto envolvida pela letargia da paisagem. Nuvens sinistras pairam sobre as colinas e, quando me junto ao grupo de motocicletas e pequenos caminhões que transportam aldeões num raio de cem quilômetros até o mercado de rua de Tazenakht, o vento aguilhoa mais do que os insetos que voejam em torno dos currais de galinhas e cabras. Os animais deitam de lado, como se protestassem contra o destino inevitável: serem vendidos, com os cascos amarrados, um passo mais perto do abate. Mas os aldeões estão animados: fazem compras, olham as mercadorias e fofocam nas tendas de óleo de argan, tapetes de oração, frutas e vegetais. As famílias se deliciam com pipoca verde e laranja em cones de papel, feita e vendida em cubos coloridos por jovens empreendedores na entrada. Nem mesmo eles conseguem levantar meu ânimo.

O frio seco invadiu a camada única, nada prática, de minha roupa de apresentadora de TV e se alojou em meus ossos. E embora grossos amarrados de cenouras e laranjas luminosas se destaquem nas bancas, meu olhar é inevitavelmente atraído para as tristes mesinhas de artigos de segunda mão. Não consigo parar de observar os vendedores pequenos e enrugados, olhando com desalento para seus produtos. Um idoso está tentando negociar apenas dois pares de sapatos infantis deteriorados e algumas colheres sujas e enferrujadas. Mouad, o jovem técnico de som magro como um caniço que está tão atento às minhas necessidades quanto aos Marlboros que fuma sem parar, me encontra ali e desliza um microfone gelado nas costas do meu macacão. "*Ce marché*", diz ele, em um francês marroquino lírico, lendo atentamente meu rosto, agitando um dedo manchado de nicotina diante dos meus olhos, "*c'est un marché des pauvres*": este é um mercado de pobres.

Mas nem tudo aqui é barato. Encontro um pequeno grupo de barracas em um canto empoeirado da praça do mercado, onde belos tapetes amazigh de pura lã são vendidos por centenas de dirhams: de dezenas a centenas de libras. Sarah Allaoui, a guia, diz que, embora as tecelãs sejam todas mulheres — uma divisão de trabalho que se acredita remontar a dezenas de milhares de anos —, o negócio de vender os tapetes finalizados, com margens lucrativas, era domínio exclusivo dos irmãos, maridos, outros parentes do sexo masculino e intermediários. Depois de passarem semanas ou meses confeccionando cada tapete, as mulheres, quando chegavam ao mercado, eram espectadoras dos lucros do próprio trabalho.

Para ajudar a mudar isso, Sarah teve o que só posso definir como um chamado. A mulher miúda de 31 anos, cujos cachos grossos e volumosos cobrem os ombros, cresceu no Marrocos com pais e avós amazigh, onde sua mãe era tecelã. Sarah se mudou para Londres depois de concluir a escola, onde se formou em engenharia elétrica e trabalhou em projetos de construção. "É uma área suuuper dominada por homens", ela me diz, olhando por cima dos óculos com armação transparente. Ela tem cabelos crespos e pele negra clara. Seu rosto é cheio, com o nariz delicado: me parece uma amostra de beleza visivelmente marroquina. "Sou amazigh", ela me lembra. "Todos os marroquinos originais são."

Você já viu um tapete amazigh. Talvez até tenha um. Esses modelos estão por toda parte,[74] na Ikea,[75] nas páginas de revistas de design de interiores e até mesmo nas passarelas, com designers que se inspiram em suas franjas e lantejoulas.[76] São tapetes lindos, com pelos longos de lã ultramacia, que as mulheres amazigh limpam, fiam e depois tecem em desenhos que podem ser belos e simples e também incrivelmente complexos.

Assim como ocorre com os cordões de miçangas na África Ocidental, as imagens dos tapetes têm um significado que ultrapassa o design. Eles abrangem ritual, oralidade e arte — e apelos antigos e ancestrais por vitória militar, fertilidade e chuva.[77] As mulheres que tecem esses tapetes são muito respeitadas. O processo em si é um trabalho sagrado, que se acredita estar imbuído de "baraka", bênção. De acordo com a sabedoria popular, uma mulher que faz quarenta tapetes durante a vida tem passagem garantida para o céu depois da morte.

Sigo Sarah até Siroua, uma região desértica no sopé dos Atlas. Vamos a uma aldeia onde vive um coletivo de mulheres tecelãs, assim como seus pais e avós viveram antes delas, ao longo de gerações, nas colinas rochosas do deserto. Está chovendo; uma mísera garoa cinzenta deixa meu macacão encharcado. Os ridículos figurinos de apresentadoras de TV não são feitos para mantê-las confortáveis nem aquecidas. Khadija, que parece ser a líder indicada pelo coletivo, insiste em me proteger com um cobertor. Nunca me senti tão grata por estar na presença de mulheres cujo trabalho é criar tecidos de conforto e aconchego.

Khadija e seu coletivo têm trabalhado com Sarah para obter acesso direto ao mercado internacional, eliminando os intermediários, homens que historicamente têm se apropriado da maior parte dos lucros. Além disso, o movimento combate a apropriação cultural de consumidores como eu, que podem comprar os designs sem conhecer a história das artesãs ou dar crédito a seu trabalho. As mulheres, em sua maioria, estão na casa dos vinte, trinta, quarenta anos, mas não são casadas. "Quando conseguem fazer uma renda própria com a venda dos tapetes, muitas decidem que não precisam de um marido", Sarah me conta. "As artesãs têm independência. Para elas, é a coisa mais preciosa que existe."

Observo Khadija e as outras mulheres enquanto trabalham. Sentadas em banquinhos diante dos teares, elas atam pequenos nós com a lã de acordo com os intrincados desenhos. Algumas fazem de cabeça, outras têm moldes em folhas de papel. É o processo mais trabalhoso e demorado que se pode imaginar. Arrisco alguns nós e passo a olhar com admiração para os fios vazios de um tear, o espaço que precisarão preencher com minúsculos pontos. Meus dedos sentem a história: é um trabalho antigo e meditativo.

Khadija está com seus quarenta anos, nunca se casou nem teve filhos. Tem uma natureza encantadora, é calma e tranquila. Ela adora a aldeia, me diz, enquanto eu olho com pesar para a paisagem, tão inóspita nessa garoa, e diz que aqui é calmo e limpo. Ela esteve em Washington dc, onde trabalhou com as fabricantes de colchas do Gee's Bend — um grupo de mulheres afro-americanas descendentes de escravizados em uma plantação no Alabama —, cujos produtos são aclamados como "algumas das mais milagrosas obras de arte moderna já produzidas nos Estados Unidos".[78] Khadija gostaria de viajar mais, conta. Adora conhecer outras mulheres que produzem arte com base em costumes ancestrais. Ela sente que faz parte de uma comunidade global de preservação da memória que, na maioria das vezes, é trabalho de mulheres indígenas.

Parece uma contradição, mas não é. Essas tecelãs reproduzem figuras e símbolos arcaicos, muitos deles de natureza sexual, sobre o corpo e as formas masculinas e femininas, a procriação, a fertilidade e a hereditariedade. E ainda assim elas mesmas evitam aspectos desse estilo de vida. Percebo que exploram alguma coisa mais profunda. Como mulher, você pode se casar, ter um filho, ser mãe, mas existem outras formas de seguir o caminho ancestral. Converso com as tecelãs amazigh e observo seu trabalho: elas transmitem e preservam suas identidades através dos desenhos. Estão conectando o passado ao presente, criando uma consciência contínua,

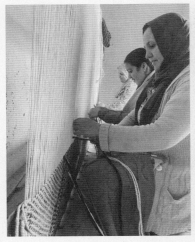 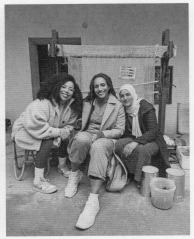

(*À esq.*) Tecelãs do coletivo Moussem, que direciona os lucros da fabricação de tapetes para as próprias artesãs, tecendo tapetes tradicionais amazigh. Siroua, Marrocos, 2023.
(*À dir.*) Com a fundadora do Moussem, Sarah Allaoui, e Khadija, organizadora do coletivo de mulheres que fazem tapetes, na aldeia de Khadija. Siroua, Marrocos, 2022.

transmitindo cultura, da mesma forma que uma mãe faz com um filho. Por muito tempo esses atos foram demonizados. As mulheres amazigh foram acusadas por historiadores árabes de serem sacerdotisas pagãs ou bruxas. Assim como, no outro lado do Saara, na África Ocidental, os cordões de miçangas na cintura eram difamados. "Antigamente, se uma mulher fosse encontrada usando cordões na cintura, ela seria vista como promíscua, demoníaca e suja, e poderia até ser considerada lésbica", explicou uma nigeriana que tem um empreendimento de cordões de cintura. "Mas agora… eles são sinônimo de amor-próprio."[79]

Essas formas de arte indicam continuidade na genealogia e na dinastia. São feitas para serem vestidas, usadas, para fazerem parte da nossa vida, e não para serem roubadas e exploradas.[80] Assim como os amazigh acreditam que uma tecelã é abençoada, o uso indevido desses símbolos sagrados ou a exploração desses trabalhos também pode gerar consequências espirituais negativas. Em Gana, os pesquisadores contam sobre um homem que roubou miçangas preciosas da família do chefe local. A calamidade veio. A história conta que todos os filhos do ladrão morreram ao nascer, sua irmã teve um colapso mental e todos os parentes hospedados em sua casa faleceram em circunstâncias misteriosas. Essa história oral não é comprovada, mas a questão é que as pessoas acreditam no poder desses símbolos. Se você mexer com eles, vai comprometer a integridade de guardiões de registros e marcadores de status. Fica por sua conta e risco.

Não sei bem o que isso significa para mim, uma filha da diáspora, afastada pelo menos quatro gerações das ancestrais que faziam uso de miçangas. Que comprou cordões em uma loja de aeroporto. Eu gostaria que fossem relíquias de família, que envolvessem meu corpo não apenas com beleza, mas com os registros do tempo e da história das minhas ancestrais. Mas a ausência dessa herança na minha família também é uma história. E ao fechar esse círculo, voltando ao nosso passado e encontrando ali meu próprio desejo de usar esse adereço, eu me acolho em outra verdade: a história que herdamos dos antepassados define quem somos, e com ela podemos fundar uma nova linhagem, honrando as histórias deles e as nossas.

# 4. Pele

*Uma mulher sem tatuagem não é mulher.*

Dito popular de mulheres chaouia tatuadas na Argélia

Numa manhã, durante meu ano de embelezamento, deixo bem cedo o conforto da minha rotina habitual de sábado em casa e pego o transporte público, em uma jornada comparável a um triatlo. Três trens e dois ônibus me levam do sudoeste de Londres até o leste, na grafitada Dalston. Mesmo para uma área que parece uma versão hipster do mundo real, Dalston é demais. Há armazéns adaptados, um túnel subterrâneo proveniente de um canal antigo, boutiques pitorescas e cafés com nomes que não fazem sentido — nem mesmo há qualquer intenção de que façam. Esse já foi meu mundo. Como saí daqui, eu me pergunto, na misteriosa penumbra de uma manhã cinzenta de fim de semana, com apenas alguns trabalhadores dispersos pelas ruas, até o lugar onde hoje vivo, a sofisticada e impecável Wimbledon? Eu sei a resposta. Minha avó, meus pais, minha irmã, o marido e seus três filhos encantadores moram a poucos minutos da minha casa. Dizem que criar filhos é um trabalho para uma aldeia, e voltei para perto da minha. Mas não voltei de verdade. Minha consciência mudou desde a época em que eu era criança em Wimbledon. Acho que nesse dia, em minha incursão, reconcilio minha jornada interior com o meu corpo.

Meu destino é um estúdio de tatuagem debaixo de vários arcos de ferrovia desgastados, em um edifício vitoriano com escadas íngremes, fartamente decorado com veludo e caveiras. Observo essas escolhas de decoração e me pergunto por que a cultura da tatuagem nessa parte do mundo é tão frequentemente associada a coisas sombrias e macabras, ao caos e à morte. Acho que esse é um dos motivos pelos quais nunca me interessei por tatuagens. Não é que não exista demanda, nem mesmo urgência, para o que é sombrio e macabro. Mas a tatuagem que quero deve ser um símbolo, para mim, de ancestralidade, sabedoria, clareza e luz.

A mulher que vim encontrar aparece no fim de uma escada íngreme que dá para várias salas misteriosas no andar de baixo. Cada artista trabalha em uma sala, cada um com uma identidade e traços distintos que atraem clientes para cá, mesmo a essa hora da manhã. Há um homem branco, com roupas conservadoras, que parece viver de segunda a sexta-feira entre os milhares que se deslocam para os arranha-céus gelados de Bishopsgate, na mesma rua. Há um grupo de jovens asiáticas que decidiram fazer tatuagens combinando, mas riem nervosas quando o artista, um pouco exasperado, busca um desenho que agrade a todas. Emmy Lim Hon me recebe calorosamente e me guia em meio a tudo isso, cumprimentando os colegas enquanto me conduz para baixo.

Emmy é pequena e encantadora. Nativa das ilhas Maurício, de origem chinesa, ela prende o cabelo preto e liso em duas longas tranças que acentuam a beleza natural do seu rosto: sem maquiagem, exceto por duas firmes linhas de delineador que deixam curvados os olhos escuros. Ela usa uma saia preta larga com cordão e um top preto, curto, com decote recortado, revelando um colo coberto de figuras onduladas e geométricas. Estou surpresa: ela parece jovem demais. Já fizemos algumas reuniões pelo Zoom, quando nos conectamos e conversamos sobre nosso trabalho.

Emmy faz parte de uma nova geração de artistas que recuperaram a ornamentação corporal — piercings, tatuagens e escarificações — como expressões de culturas antigas e ancestrais. Fui à procura dela e me esforcei para chegar ao topo de sua longa lista de espera, porque ela faz parte de um grupo pequeno, embora cada vez maior, de artistas que adornam as pessoas com essa finalidade. A intenção não é se apropriar das culturas indígenas, como outros fazem, e sim reconectar indivíduos e culturas de forma ritualística. Um aspecto desse ritual é o seu processo de tatuar. Emmy não usa máquinas. Em vez disso, faz leves estocadas com a agulha, tal qual nossos ancestrais, perfurando a pele à mão.

Submeter-me voluntariamente à agulha de Emmy tem sido um processo. Eu tinha que conseguir. Durante semanas, o santuário à luz de velas que costumo montar para mim antes de dormir deu lugar à luz corrompedora de hormônios da tela do meu celular. Toda noite, o único ritual noturno que tenho realizado é iluminar meu rosto com um tom nada ancestral de azul radioativo, enquanto percorro uma quantidade aparentemente infinita de imagens com temática "africana" que encontro em grupos de tatuagem na internet.

Até agora tem sido um desastre. As imagens que encontro descritas — sem ironia — como "neotribais" e "primitivas" são um misto de fantasia ocidental e clichê colonial. Os desenhos com temática africana são particularmente terrí-

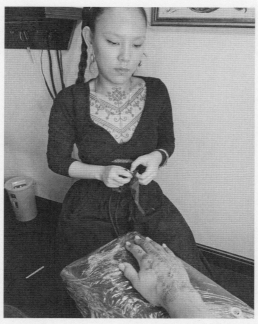

A artista mauriciana Emmy Lim Hon se preparando para marcar manualmente o padrão de tatuagem que ela desenhou sobre o estêncil na minha pele. Estúdio de tatuagem Shall Adore, Londres, 2022.

veis. Há figuras de pigmeus indígenas emoldurados por gorilas ameaçadores; há desenhos hiper-realistas de guerreiros zulu, cujos rostos se misturam ao rugido gráfico de um leão; há símbolos familiares do ankh, que representa a vida eterna no antigo Egito, justapostos a bandeiras sul-africanas coloridas; há a imagem de uma "mulher africana" com um turbante na cabeça que chora sangue; há grosseiras misturas de tradições separadas por milhares de quilômetros e diferenças culturais; há também o contorno singular do continente africano preenchido com padrões com temática do Pacífico. É como se, no mundo da tatuagem, o sul global fosse considerado uma tendência "tribal" e "primitiva". Pessoas

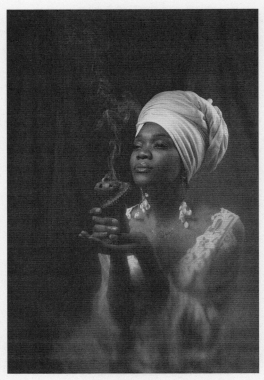

A sacerdotisa beninense Laurence Sessou conduzindo uma cerimônia sagrada.

negras e não brancas são jogadas todas no mesmo grupo porque, embora os desenhos sejam bacanas, e quase nada além disso, não existe a necessidade de identificá-los por seus nomes reais.

Não seria difícil mencionar os nomes dos artistas envolvidos na cultura contemporânea da tatuagem africana porque na verdade são muito poucos. Mais uma vez, Laurence exerce sua presença majestosa. Ela e a poeta e ativista Jessica Horn criaram e foram curadoras de um movimento que documenta as práticas de tatuagem e escarificação de mulheres africanas. .the temple of her skin, a primeira exposição do gênero, destaca com ousadia e graciosidade essas mulheres como pioneiras da cultura de adornos corporais que na contemporaneidade, seguindo um padrão familiar, espalhou-se pelo mundo e as apagou.[1] Conheci Emmy através de Jessica, cujas costas foram gloriosamente ornamentadas com os pontos de Emmy, como uma trilha de tesouro que me levou até Dalston naquela manhã. Jessica também me apresentou o único movimento internacional pró-tatuagem negra no continente africano. Essa trilha do tesouro ainda me levaria muito, muito mais longe.

As estações estão invertidas, eu percebo, e questiono o que meu corpo sente ao adormecer na profunda escuridão de um outono londrino e acordar na pálida luz de um dia de primavera no hemisfério Sul. Essa parte de Soweto, espremida entre uma rodovia e uma montanha artificial feita de resíduos de mineração, lembra os bairros negros de Los Angeles; Inglewood, ou Compton. Entro no terreno de uma bela casa de um andar, que poderia ser qualquer casa de família, com garagem transformada em academia e uma cozinha americana. Mas, em vez de uma mesa de jantar, uma maca de tatuagem ocupa lugar de destaque. E, na lareira, está a parafernália habitual de um estúdio de tatuagem: uma caveira e um Buda e uma pintura em estilo grafite, uma impressão artística da vida em Soweto.

No cômodo ao lado, clientes de vinte e poucos anos folheiam exemplares antigos de revistas: *South African Artist*, *Forbes*, *Destination Durban* e, para minha surpresa, *Farmers' Weekly*. Acho incrível ver essa revista aqui, cheia de homens brancos com bigodes grandes posando com seu gado e imensas extensões de terra. Se uma cápsula do tempo tivesse um diário oficial, seria assim. Por que *isso* está aí, eu pergunto, e os jovens com jeito de artista me olham confusos, como se perguntassem: por que não?

Soweto é uma cidade cheia de surpresas. É tecnicamente um distrito, mas em qualquer outro lugar, com sua extensão e população (cerca de dois milhões de habitantes, embora os locais pensem que o número é muito mais elevado) certamente seria chamado de cidade. Assim como o restante de Joanesburgo, Soweto nasceu da ganância pelo ouro, com os europeus que queriam lucrar com o metal e os africanos que o exploravam para eles. Na década de 1940, a falta de habitação adequada levou líderes comunitários, como o ativista fundiário James "Sofasonke" Mpanza, a ocupar terrenos baldios e a construir casas feitas de sacos. Por fim, a prefeitura foi forçada a construir residências para os moradores e deu à área, que a população local queria chamar de Mpaznaville em homenagem às suas raízes ativistas, o nome de South Western Township, ou SOWETO.

Mas seria necessário mais do que uma mudança de nome para acabar com esse brio. À medida que o regime racista de domínio branco se consolidava em um sistema formal de apartheid, SOWETO se tornou um poderoso núcleo de resistência. Durante a revolta estudantil de 1976, o distrito esteve praticamente em estado de guerra contra o governo.[2] Essa resistência continuou até o fim do apartheid, e nesse processo os moradores desempenharam um papel central e doloroso.

Estar em Soweto, portanto, é revigorante. É também um lembrete de que somos todos uma sociedade humana unida pela pressão de mercantilizar tudo o que temos para sobreviver. A rua Hilly Vilakazi está repleta de turistas norte-americanos que desembarcam dos ônibus de turismo com seus chapéus e pochetes. Tiram fotos das casas onde Desmond Tutu viveu como bispo de Joanesburgo, bem em frente à casa de Nelson Mandela. É a única rua do mundo ocupada por dois vencedores do prêmio Nobel.[3] Com telhado de ferro, chão de cimento e cozinha estreita, a casa é hoje um museu gerido pelo Soweto Heritage Trust. Com uma próspera loja de lembrancinhas.

Não é a primeira vez que visito um lugar onde o turismo e a história não se conciliam bem, e tenho sentimentos confusos em relação a isso. Fico feliz que os estrangeiros visitem Soweto, esse patrimônio espiritual do ativismo global. Também me sinto frustrada que essa luta tenha se transformado em uma coisa mais segura, mais higienizada e comercializável, para o consumo deles. Mas a vida raramente é impecável, tampouco Soweto, com suas ilhas de riqueza, pobreza, lojas, polos gastronômicos, atividade noturna e áreas residenciais tranquilas. Soweto tem sua própria "Beverly Hills", assim chamada por conta da riqueza, e Mofolo Village, onde, ao lado de lojas de streetwear, como a mundialmente famosa Thesis, criada por cinco jovens sowetanos, há cafés artesanais e restaurantes descolados.

É também onde ficam a Soweto Ink e a sala de estar onde aqueles jovens estão — ironicamente, penso eu — lendo exemplares da *Farmers' Weekly* enquanto esperam sua vez. Um homem com a gentileza proporcional a seu enorme corpo se apresenta como Ndumiso Ramate, cofundador da Soweto Ink, e é obviamente o coração alegre e pulsante da marca. Ele foi o primeiro homem negro todo tatuado que vi na África do Sul, e definitivamente o primeiro com tatuagens no rosto.

"Eu trabalhava das nove às cinco, e aquilo não fazia mais sentido para mim", ele me conta, ao lado do Buda e da caveira. "Meu sócio, Sibusiso Dlamini, e eu tínhamos o sonho de fundar a Soweto Ink, mas foi muito difícil no começo. Teve um momento em que eu quis muito, muito mesmo voltar ao meu trabalho, porque não conseguíamos pagar as contas. Não tínhamos clientes, sabe?"

"Naquela época", explica Ndumiso, "ainda havia muito estigma em relação às tatuagens, e as pessoas não faziam da forma certa. Elas não estavam acostumadas com salubridade e segurança. Não sabiam como tatuar a pele negra."

Eles acreditavam que montar um estúdio gerido por pessoas negras em uma atmosfera tão complexa em relação às tatuagens era um risco que valia a pena correr. E valeu. A Soweto Ink está em expansão, com uma loja recém-inaugurada no vizinho Botsuana, e um crescente interesse global entre artistas negros de todos os continentes. Foi assim que ouvi falar do estúdio: pelo boca a boca de amigos em Londres.

"Vale a pena, totalmente", ele me diz. "Há muitos artistas negros surgindo agora, trabalhando direito, com espaços profissionais e marketing adequado. Sabe, isso significa que nós abrimos um bom caminho."

A Soweto Ink Tattoo Convention, outro empreendimento pioneiro do estúdio, nasceu também por necessidade. Na época, quando Ndumiso e Sibusiso foram à única convenção de tatuagem no continente africano, na Cidade do Cabo, descobriram que o evento era quase todo frequentado por pessoas brancas.

"Sabíamos que, se quiséssemos participar de convenções, socializar com outros artistas e ver como estavam fazendo as coisas no mercado, teríamos que criar nossa própria convenção. Então iniciamos a Soweto Ink Tattoo Convention. E, no nosso evento, o foco não é a raça. Não temos separação por cores. Todo mundo é bem-vindo. Queremos união, encontros, queremos dar oportunidade e espaço para os novos artistas. Porque, quando nós chegamos, ninguém nos estendeu a mão."

E foi assim que Ndumiso ficou com o rosto todo tatuado. Ele acreditava muito nessa missão e no que precisava fazer para concluí-la. Em vez de desistir, decidiu atravessar o ponto de não retorno e acabar com toda tentação de voltar a seu antigo e seguro trabalho formal. "Fiz uma tatuagem no rosto", diz ele, acariciando o delicado desenho que vai de baixo do lábio até a parte inferior do queixo. "Sabia que, mesmo que ficasse tentado, nunca mais me contratariam."

Pergunto a Ndumiso se é surpreendente que haja tanta discriminação e preconceito contra tatuagens em sociedades como a África do Sul. "Quando fundamos a Soweto Ink, pensamos que estávamos construindo uma cultura de tatuagem", lembra ele. "Mas descobrimos que estávamos trazendo isso de volta, porque as tatuagens são uma parte importante da história africana."

"Mas esse conhecimento aos poucos foi esquecido", lamenta. "Parece que nós, negros, não temos total consciência da nossa própria espiritualidade."

Essa realidade tem uma história muito mais longa do que eu poderia ter imaginado. Há evidências de ancestrais hominídeos na África envolvidos no processamento de pigmentação, provavelmente para tatuagens, na Idade da Pedra Média, há cerca de 280 mil anos.[4] A primeira evidência de tatuagem em restos humanos reais pertence a Amunet, uma sacerdotisa da deusa Hator da XI Dinastia no Egito, encontrada em Deir al-Bahri, na margem oeste do Nilo.[5] Os arqueólogos acreditam que Amunet e outras mulheres[6] tatuadas que foram encontradas no local eram núbias, originárias do território que hoje é o Sudão, já que o período desses restos mortais precede a era em que a tatuagem era usada no Egito. Somente vários séculos depois, sob a influência núbia, que os egípcios adotaram a prática.

O que acho impressionante nessa cultura milenar da tatuagem é o quanto ela parece ser global. A Europa antiga e a Eurásia têm alguns dos restos de tatuagens mumificadas mais documentados. Um casal pazyryk encontrado na Sibéria, de cavaleiros da Idade do Ferro que viveram nas planícies da Europa Oriental e da Ásia Ocidental há mais de dois milênios, foram tatuados com um tigre, um cavalo e uma cena de um leopardo-das-neves atacando um cervo e um alce.[7] A estrela das múmias tatuadas, Ötzi, o "Homem do Gelo", tinha 61 tatuagens no corpo quando morreu, há mais de 5 mil anos, nos alpes italianos/austríacos.[8]

Algumas das descobertas mais importantes vêm das sociedades nativas americanas, onde a importância das tatuagens na civilização antiga está finalmente atraindo sérias pesquisas, depois de décadas de incompreensão.[9] Além de não entenderem as práticas indígenas de tatuagem, os teóricos ocidentais também persuadiram os nativos a adotar preconceitos eurocêntricos em relação a elas. Uma história oral dos povos pueblo, do território onde hoje é o sudoeste dos Estados Unidos, lembra sua própria cultura de tatuagens como parte da "história sombria" de seu clã, junto com a guerra e o sacrifício humano.[10] Como se isso não bastasse, pesquisadores ocidentais da época apagaram as pesquisas dessa história, a qual incentivaram as pessoas a esquecer.[11]

No entanto, valiosos segredos foram revelados com a descoberta de ferramentas de povos nativos, como um feixe de espinhos de cacto amarrado com mandioca de 2 mil anos atrás, encontrado em um antigo curral de perus em Utah. A história das tatuagens ajuda a documentar as mu-

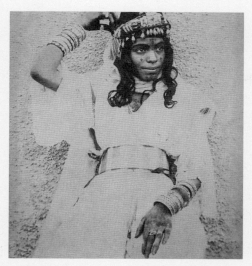

Mulher amazigh com tatuagens faciais tradicionais.
Argélia, origem e data desconhecidas.

danças vividas por nossos antecessores neolíticos, à medida que começaram a desenvolver culturas como o milho, fazendo com que as populações crescessem. Como nossos antepassados passaram a viver em sociedades organizadas, tiveram que negociar um novo e consolidado relacionamento entre si. Precisavam de marcadores sociais que formassem identidades de grupo explícitas. Para ajudar nesse processo, faziam tatuagens.

Os desenhos eram feitos com diferentes propósitos. Em muitas sociedades africanas, as tatuagens e as cicatrizes adornavam o rosto, tornando uma pessoa menos desejável ao espírito da morte e, assim, permanecia no mundo dos vivos. Também eram um sinal de tolerância à dor, tornando os indivíduos atraentes para potenciais parceiros. Além disso, enfatizavam papéis sociais, políticos e religiosos, atribuindo pertencimento a uma família ou um clã; eram usadas em ritos de puberdade, casamento e maturidade; ou simplesmente embelezavam o corpo.[12] Em alguns casos, as cicatrizes permanecem sensíveis por anos, criando sensações eróticas quando tocadas ou acariciadas.[13] Era uma vantagem para as mulheres com cicatrizes salientes, funcionando como resposta ao antigo problema de manter o parceiro masculino interessado nas preliminares, porque ele ficava excitado quando as tocava, e por isso continuava por mais tempo.[14]

As práticas espirituais, sociais e sexuais de tatuagem e escarificação continuaram entre os povos indígenas do Ártico à Amazônia. E em muitos casos, sobretudo para as mulheres. "Uma mulher sem tatuagens", diz o povo chaouia, da Argélia, "não é uma mulher." No entanto, os países influenciados pelas religiões patriarcais, e sobretudo pelo cristianismo ocidental, passaram a desaprová-las.

Essa rejeição de milhares de anos da tradição da tatuagem levou tempo. Na Nortúmbria, no norte da Inglaterra, a tatuagem religiosa era comum até o século VIII, de acordo com relatos de santos medievais.[15] Os cristãos coptas tatuavam imagens de santos e passagens bíblicas na pele, pelo menos até o século VII. Alguns ainda fazem uma pequena cruz entre os olhos. Na Idade Média, durante as cruzadas, os peregrinos que visitavam a Terra Santa usavam tatuagens como prova permanente da peregrinação.[16] A Igreja católica, no entanto, reprovava essa prática.[17] A palavra "estigma" é originada do latim *stigma*, "marcar", e do grego στίζω, "espetar". As tatuagens passaram a ser tão estigmatizadas que literalmente deram origem à palavra.

No século XVIII, quando o capitão James Cook deixou os europeus impressionados com histórias de "tatau", o termo onomatopaico taitiano que significa "marcar" ou "golpear", a palavra já pertencia ao universo do estigma colonial

180

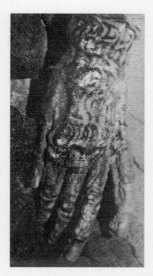

Mão e braço tatuados de uma mulher que viveu entre 1000 a.C. e 600 a.C., encontrados na bacia de Tarim, nos desertos do noroeste da China.

do exótico.[18] "Os nativos", relatou o ilustrador da expedição, Sydney Parkinson, "têm o hábito de se marcarem de uma forma muito singular, a que chamam *tataowing*".[19] Esses viajantes do século XVIII e os seus editores europeus embelezaram quase todas as descrições dos habitantes do sul do Pacífico, retratando-os como "bons selvagens" em meio a uma vasta paisagem, como a do Éden antes da queda, em um "estado de natureza indomada".[20]

É compreensível que os missionários cristãos, comprometidos com o projeto europeu de dominar e "civilizar" os povos e as terras indígenas, tenham discordado dessa narrativa. A imposição sobre pessoas não cristãs e não brancas dificilmente poderia ser justificada se essas sociedades já fossem semelhantes ao Éden. O cristianismo decidiu recuperar o monopólio sobre o sagrado, aniquilando a cultura da tatuagem onde quer que a encontrasse, e a descrevendo como uma prática "incivilizada" ou "selvagem", comparável ao infanticídio e ao canibalismo.[21]

Como geralmente acontece, nem todos aderiram às normas. A aristocracia britânica, repleta de ideias novas e exóticas do crescente império, adotou o conceito das tatuagens, para escândalo da sociedade. No início da década de 1880, um frenesi midiático irrompeu devido ao boato de que os filhos do rei Eduardo VII, Albert e Jorge V, o futuro rei, tinham tatuado o rosto.[22] Na verdade, os dois príncipes, que não conseguiram abafar os rumores porque estavam incomunicáveis no mar, foram tatuados no braço, e não no rosto, por profissionais no Japão. O escândalo não conseguiu atenuar o que tinha se tornado uma febre entre os jovens aristocratas ousados, incluindo o tsar Nicolau da Rússia, e a mãe de Winston Churchill, Lady Randolph Churchill, que tinha uma serpente no pulso.[23] Os tatuadores da elite de Londres eram celebrizados em revistas e atendiam clientes ricos em luxuosos estúdios orientalistas.[24] Na Europa continental, onde o pai da criminologia moderna, Cesare Lombroso, via as tatuagens como uma conexão indesejável entre o degenerado moderno e seu ancestral selvagem, ninguém sabia explicar o que estava acontecendo com a aristocracia inglesa.[25]

Na verdade, as tatuagens estabelecem uma conexão com os vários desafios contínuos enfrentados pela Grã-Bretanha na época. O governo fracassava ao tentar pacificar as populações locais em áreas coloniais estratégicas como a Birmânia (hoje Mianmar) e as colônias africanas que resistiam à ocupação, o que suscitou ansiedade em relação à segurança do controle britânico. Ao mesmo tempo, o declínio da aristocracia, enfraquecida pela crise agrícola e pela dissolução das propriedades rurais, só poderia ser detido, alguns acreditam, com a pureza da linhagem das mulheres aristocráticas. Mas essa crença encontrava dificuldades pelo fato de algumas dessas mulheres frequentarem estúdios de tatuagem em Londres, exatamente como faziam os conturbados nativos coloniais.[26]

É fascinante perceber como essas ideias se repetem em ciclos. O interesse dos aristocratas pelas tatuagens foi diminuindo depois da invenção da máquina de tatuar, em 1890, o que aos poucos tornou seu acesso mais fácil e, portanto, menos desejável para a elite.[27] As comunidades marginalizadas, no entanto, passaram a considerar as tatuagens acessíveis, como um código para se orgulharem de seu status não pertencente a uma sociedade respeitável e instruída. Na Europa, e mais tarde nos Estados Unidos, a tatuagem se propagou depressa entre essas comunidades: artistas "menores" e de circo, criminosos, marinheiros, membros de gangues, profissionais do sexo e os economicamente desfavorecidos.[28]

Somente na década de 1980 a era da "Renascença da Tatuagem" estabeleceu o ressurgimento da ampla cultura ocidental dessa arte. Foi um acontecimento descrito como "uma resposta à incerteza da época" em que eu nasci, com as estruturas modernas tradicionais em processo de desestabilização, enquanto os ideais iluministas eram questionados e as identidades, fragmentadas. Nesse contexto, em 1982 surgiram as imagens populares do livro *Tattootime*, do artista Ed Hardy,[29] apresentando as marcas "tribais" em grande escala que se tornaram características de estilo onipresentes da cultura ocidental. O adepto de longa data da modificação corporal Fakir Musafar estava entre as vozes incluídas no livro *Modern Primitives*, em 1989, às vezes descrito como "a bíblia da tatuagem e do piercing da cena underground". O livro foi tão influente que levou o crédito de iniciar um movimento, o "Novo Tribalismo".

De acordo com os críticos, o trabalho de Musafar captura o ponto de vista de pessoas com corpos seculares, brancos, ocidentais e tatuados que se banham com a essência espiritual das chamadas sociedades "primitivas" que as inspiram.[30] Esse sentimento remonta ao conceito do "bom selvagem" do filósofo do século xviii Jean-Jacques Rousseau, bem como à noção de homem "primitivo", que vivia em um estado de natureza indomada, que tanto cativou o capitão Cook e seus colegas marinheiros na mesma época. Os críticos argumentam que, através do trabalho de Musafar, a tatuagem foi ressuscitada para uma geração de ocidentais que, por conta da globalização, não tinham raízes sólidas, sentiam-se culpados pela destruição climática e distantes dos rituais, cerimônias e marcadores culturais que sustentaram a humanidade por milênios.

Essas críticas apresentam algumas evidências óbvias. O movimento moderno da tatuagem presta um consciente tributo às culturas indígenas, mas raramente põe em evidência uma pessoa real dessas culturas. Quase todas as imagens que vi, principalmente as que buscam uma estética "neotribal", são de tatuadores brancos trabalhando em pele branca.

Doreen Garner, uma tatuadora afro-americana, descreve as várias camadas de racismo no mercado. Ela é uma artista cujo trabalho se relaciona à experiência negra nos Estados Unidos, como os *freedom quilts* e penteados protetores, como tranças, e descreve uma longa lista de atos hostis nesse ramo: desde tatuadores brancos que diminuem a saturação de fotos de clientes, para fazer a pele parecer o mais branca possível, até aqueles que declaram abertamente que não gostam de trabalhar em pele negra.[31]

"As pessoas não reconhecem o racismo nessas decisões", declarou em uma entrevista à *InkedMag*. "Talvez elas pensem que os desenhos ficam mais bonitos em uma superfície mais clara porque não sabem fotografar adequadamente pessoas com pele escura. Ou talvez não saibam tatuar essas pessoas." Ela continua: "Como tatuador, é sua responsabilidade descobrir o que vai funcionar para o cliente, é preciso ser flexível. Se seu estilo de tatuagem prioriza a pele branca, você deve questionar quais são suas intenções ao tomar decisões desse tipo".[32]

Exemplos dessa dinâmica se desenrolaram publicamente. No reality show *Ink Master*, tatuadores competem pela chance de ganhar 100 mil dólares, postando as tatuagens completas no Instagram do programa. Das centenas de tatuagens divulgadas, nenhuma delas foi feita em pele negra. Em um episódio, o vencedor da segunda temporada expressou frustração com a possibilidade de tatuar homens negros de pele retinta. "Não quero peles escuras", declarou. "Elas anulam metade das nossas habilidades."[33]

"Uma questão racial que observei é que alguns tatuadores brancos comentam que a textura da pele negra é 'mais resistente', além de ser mais escura, o que tornaria algumas tintas coloridas mais opacas", expõe Beverley Yuen Thompson, que pesquisa raça no cenário contemporâneo da tatuagem norte-americana. "Mesmo assim, outros tatuadores se especializam em peles escuras. Também ouvi alguns afro-americanos afirmarem que preferem ser tatuados por tatuadores afro-americanos, que trabalham com cores sem argumentar que a pele é escura demais para ser colorida."

Foi essa especialidade que tornou a Soweto Ink tão popular na África do Sul. "Existe uma técnica para tatuar a pele negra", Ndumiso conta. "Nossa pele tem, *sim*, mais melanina, então precisamos ver as linhas de forma diferente. Os artistas negros dominam essa técnica. Usamos um efeito e também uma técnica de sombreamento. São coisas que você precisa considerar quando vai a um estúdio de tatuagem de pessoas brancas em vez de escolher um estúdio de tatuadores negros que sabem fazer o trabalho."

É assim nos Estados Unidos, onde Yuen descobriu "uma considerável segregação no mundo da tatuagem, com os afro-americanos buscando estúdios de afro-americanos". Essa segregação, segundo ela, "tem uma origem histórica na relação dos estúdios de tatuagem com motociclistas e motoclubes, que não escondiam seus pensamentos racistas".[34] Mas a segregação é ainda mais notável no continente africano, onde, afinal de contas, a maioria da população é negra. "Bem, na África só existem duas convenções de tatuagem", diz Ndumiso. "Uma na Cidade do Cabo, que é branca. E uma em Joanesburgo, que é a nossa."

Faz sentido, ao saber disso agora, que eu tivesse reservas em relação ao universo da tatuagem. As raízes dessa cultura sempre me pareceram, mesmo quando eu não sabia por quê, intensamente emaranhadas com nossa imensa ressaca colonial. Ela se espalhou por espaços já segregados, reproduzindo ideias preconceituosas. O universo das tatuagens no ocidente conseguiu, de alguma forma, romantizar as culturas de pessoas negras e não brancas, que mantiveram vivas as práticas de tatuagem ao mesmo tempo que hostilizavam nossos corpos reais. Para que eu sentisse qualquer interesse por esse mundo, alguma coisa extraordinária teria que acontecer.

E aconteceu.

Fiz uma nova amizade. Ela entrou na minha vida como um raio de luz em uma época em que eu conversava muito com amigas negras britânicas que achavam radical o simples ato de usar o cabelo crespo natural em espaços corporativos. Minha nova amiga, no entanto, ostentava seu belo afro, estampas africanas, piercings faciais e tatuagens, tudo isso enquanto ocupava um dos cargos mais importantes em uma das maiores empresas do mundo. Ela evitava o uso de base e corretivo, mas sempre usava batom vermelho forte. Ela era ao mesmo tempo uma tia da África Ocidental e uma progressista radical, fã de conversas sobre sexualidade, uso recreativo de drogas e adornos corporais. Era conservadora sobre o modo como o arroz deveria ser cozido e, na mesma proporção, se entusiasmava com a ayahuasca. Era uma mulher linda, e eu nunca tinha visto ninguém como ela.

Em um fim de semana, essa amiga mencionou casualmente que estava em Estocolmo fazendo uma nova tatuagem. Ela foi para a Suécia encontrar um artista específico. Quando enviou uma foto do trabalho finalizado, um desenho que se estendia logo abaixo dos seios até o osso púbico, fiquei abismada. Era uma imagem completamente etérea, tirada com luz ultravioleta, enquanto ela usava uma máscara branca para proteger os olhos. Era como o sonho estético de um filme afrofuturista que eu ainda não vi. Havia alguma coisa no padrão do desenho, na maneira como dominava o abdômen e ao mesmo tempo acentuava sua forma física, na maneira como exalava energia feminina e afirmava força. Tudo isso mexeu comigo.

Esse fenômeno teve várias camadas. Primeiro, le artiste, alguém que deixou minha amiga tão impressionada a ponto de ir a Estocolmo especialmente para encontrá-le. Fiz uma pesquisa e encontrei: Touka Voodoo, tatuadore inter-racial, transgênero e com muitas tatuagens, de ascendência afro-persa, cuja abordagem é uma espécie de Colisor de Hádrons de identidade e magia.

"Além de ter meu corpo todo tatuado", escreve Touka em seu website, "eu também passei por modificações de gênero. Sou um homem trans: fiz a transição de mulher para homem.

Meus pais, avós e bisavós são/foram todos profissionais de teatro e cinema, então desde muito jovem explorei livremente o mundo sem fronteiras da fantasia e da imaginação." Com esse ponto de vista único, diz Touka, elu adora tatuagens porque está "interessade em criar Superpessoas".[35]

Minha amiga gosta tanto de ter o controle de suas experiências que não deixa ninguém escolher onde vamos almoçar. Mesmo assim, confiou inteiramente em Touka para criar uma tatuagem que levaria onze horas para ser feita e cobriria todo o seu abdômen. "Sou maníaca por controle", ela admite abertamente. "Faço a curadoria de tudo. Nisso, eu decidi abrir mão. Enviei uma foto para Touka, mas, quando apareci em Estocolmo, elu disse: 'Não vou tatuar essa foto. O que vou fazer é uma incorporação no seu corpo'."

É interessante também contar por que minha amiga fez a tatuagem. Ela ficou extasiada ao dar à luz sua primeira filha, com um corpo que continuou tão firme e definido como antes. "Eu era uma daquelas pessoas irritantes que tinham um tanquinho sem nenhum esforço", ela ri. "Minha filha nasceu e meu corpo voltou sozinho."

Mas então ela engravidou de gêmeos, e tudo mudou. "Fui arrogante. Na verdade, eu me perguntava por que as pessoas reclamavam tanto", ela me conta. "Mas depois dei à luz os gêmeos, e eles *acabaram* comigo."

"Gosto de algumas coisas e não gosto de outras no meu corpo, mas em geral não me sinto insegura", explica ela. "Cresci em um ambiente onde o que eu tinha era celebrado. Então essa foi mesmo a primeira vez na vida em que me senti um pouco infeliz com a aparência de uma parte do meu corpo."

Assim como aconteceu com minha amiga, meu corpo mudou quando dei à luz. E, assim como ela, sou louca pela minha filha. É difícil ficar igualmente extasiada com as mudanças corporais resultantes desse momento, então também passou pela minha cabeça, ainda mais quando vi outras amigas fazerem isso, que um procedimento aqui ou ali poderia levar meu corpo de volta a alguma coisa próxima do que era antes, mais firme e menos maternal.

É uma coisa cada vez mais aceitável, apesar de não totalmente acessível do ponto de vista financeiro. Existem amplas evidências de que no Reino Unido, por exemplo, a transição para a maternidade torna as mulheres ainda mais críticas em relação ao corpo. Em uma pesquisa, quase metade das entrevistadas afirmou ter mais opiniões negativas da própria aparência após a gravidez.[36] Como descrevi no último capítulo, milhões de mulheres, e quase exclusivamente mulheres,[37] optam por cirurgias estéticas.[38] No entanto, a maior parte dos estudos a respeito das pressões estéticas que motivam essas cirurgias tem foco em experiências e perspectivas de mulheres mais jovens, embora as mais velhas sejam uma grande parte do grupo que paga para mudar sua aparência.[39] Uma pesquisa realizada pela Mental Health UK revelou que um quinto das pessoas adultas com mais de 55 anos se sente ansiosa ou deprimida por ter uma percepção negativa do próprio corpo.[40] Outro estudo demonstrou que, em conversas entre mulheres mais velhas a respeito da aparência, elas consideravam a juventude o padrão de beleza ideal, o que acarretava ansiedade em relação ao envelhecimento e um aumento dos transtornos de imagem.[41] Nos Estados Unidos, mulheres com mais de cinquenta anos descreveram as mudanças resultantes do envelhecimento como "indesejáveis" e relataram sentimentos de invisibilidade e irrelevância, um declínio em seu valor social percebido. Essa pesquisa revelou que as mulheres "se sentiam como se fossem mais jovens presas dentro de um corpo velho". Um trecho dessa pesquisa me deixou impressionada. Foi constatado que algumas mulheres vivenciavam o envelhecimento como uma espécie de morte. Para elas, era tão dolorosa a "perda" do corpo mais jovem que se encontravam em estado de luto.[42]

Conheço essa pressão. Quando eu era adolescente, lutando contra o (agora reconheço, imperdoável) ideal dos anos 1990 de magreza *heroin chic*, de brancura, cabelos reluzentes e sedosos, presumi que essa batalha fazia parte da idade. Mas a ideia de que os corpos devem obedecer a algum padrão arbitrário não muda quando envelhecemos. O que muda são os temas. Minha geração passou daqueles ciclos infinitos e negativos de pensamentos em relação a gordura, pelos corporais e manchas na pele para novos ciclos de rugas, cabelo grisalho e queda de cabelo, seios flácidos e estrias.

Ainda estou para conhecer uma mulher que esteja realmente isenta dessas pressões, até mesmo minha amiga superconfiante e afrocentrada. "Falei com umas amigas, que disseram que eu deveria fazer uma cirurgia plástica. Fiquei interessada por dois segundos", lembra ela. "Mas então pensei na mãe de Kanye. E percebi que não era para mim."

A mãe de Kanye West, Donda, faleceu depois de um procedimento estético, e isso afetou a todos nós de alguma forma. Foi uma tragédia que todos testemunhamos, pois marcou o início do desmoronamento público do artista. Eles eram muito próximos. E do ponto de vista de uma mãe, parece haver alguma coisa especificamente dolorosa em não viver para estar ao lado dos filhos, não por causa de algum procedimento necessário de saúde fora do seu controle, mas por causa dos efeitos colaterais da cirurgia que você fez para melhorar a aparência.

É um dilema sobre o qual ouvi muitas amigas debaterem. O que eu nunca tinha ouvido antes foi a solução dessa amiga.

"Comecei a pensar no fato de que minha pele está marcada por gerar vidas", diz ela. "Nós tentamos ter filhos por tanto tempo. Então por que eu iria querer apagar, em vez de destacar, essa coisa poderosa que tive a honra e o privilégio de fazer?"

"E comecei a reparar em uma representação visual da deusa igbo Ani. Ela é a divindade mais poderosa do panteão igbo tradicional. E, embora na cosmologia igbo os deuses muitas vezes não tenham gênero, Ani é especificamente feminina. Ela representa vida e nascimento, fertilidade e justiça. Adoro o fato de os igbo reconhecerem o poder inerente em gerar vida. Eu queria alguma coisa para o meu corpo que representasse isso." "Pode mentalizar Ani", foi a diretriz que ela deu a Touka Voodoo, e o resto é história.

Agora também se tornou parte da minha história. Minha conversa com ela ocorreu em um momento em que eu vinha refletindo mais sobre os valores e as ideias a respeito do meu próprio corpo, e reconhecendo pensamentos tóxicos não resolvidos.

Como foi que considerei a tatuagem e a escarificação indesejáveis, até mesmo retrógradas, quando essas práticas estão enraizadas em tradições ancestrais que durante milhares de anos nos ancoraram, como espécie, a nosso propósito espiritual e social? E como é que não apliquei essa mesma crítica aos procedimentos cirúrgicos cosméticos da medicina ocidental, aos quais até pensei em me submeter, mesmo que seu maior propósito seja nos ligar ainda mais a ideais inatingíveis de juventude e beleza que quase ninguém consegue atingir?

Também para isso minha amiga tinha uma resposta própria. "Essas coisas que roubaram de nós, africanos, porque nos disseram que eram coisas de selvagens, que nos tornavam incivilizados, eu aceito. Vejo isso como um retorno à vida selvagem", diz ela.

Esse comentário despertou alguma coisa em mim. Gerações de ancestrais praticaram esses rituais, mas, na minha família, como o uso de cordões de miçangas na cintura e os ritos que iniciam as meninas na puberdade, esse conhecimento foi perdido. Em seu lugar, estão ideias coloniais sobre pureza feminina, decoro e modéstia que desaprovavam adornos desnecessários. Sabe aquela história oral dos nativos americanos que passaram a considerar sua própria história de práticas de tatuagem como pertencentes a um "tempo de trevas" antes de serem "civilizados" pelos europeus? Acho que alguma coisa desse tipo aconteceu comigo.

Essa poluída selva de concreto debaixo de uma ponte ferroviária de Dalston é, estranhamente, a luz no fim do meu túnel. Passo um dia inteiro aos cuidados da delicada agulha de Emmy. Na maior parte do tempo ficamos em silêncio, ambas hipnotizadas, embora por razões diferentes. Ela está concentrada. Eu estou pensando nos ecos da minha ascendência, condensados na ponta afiada de uma agulha, e em cada momento individual em que esse ato, em homenagem a eles, fica gravado na minha pele.

Às vezes, ela fala. "Trabalhar com ornamentação tem sido minha cura", Emmy me explica. "Nós, mulheres, fomos humilhadas por muitos anos. Essa tradição está presente em todas as culturas indígenas e, quando comecei a praticá-la, senti que me deixou mais forte."

Cada vez mais, pessoas que pensam dessa forma usam a internet para reviver intencionalmente essas tradições. Shina Nova, uma sensação do Instagram, por exemplo, fez recentemente tatuagens tradicionais inuk no rosto, celebrando sua cultura ártica, em uma jornada que gravou na rede social com a mensagem desafiadora de que podia sentir "Meu coração dizendo que meus ancestrais ficarão orgulhosos".[43]

Em 2021, a repórter neozelandesa Oriini Kaipara fez história como a primeira apresentadora de telejornal com um tradicional māori "kauwae", uma tatuagem no queixo. E Rawiri Barriball, oficial da marinha real da Nova Zelândia, inovou ao pedir permissão para seguir sua tradição ancestral. "Rawiri Barriball se juntou aos vários membros tatuados da comunidade indígena", informou a mídia, "e, com isso, está literalmente mudando a face das forças armadas do país."[44]

Estou aceitando o fato de que, na minha família, as tradições ancestrais de adornos corporais, como tantos outros conhecimentos, foram perdidas. Então o desenho que escolho vem de gravuras, máscaras, anéis e estatuetas da cultura akan. Como não existem fotos do tipo de marcações que meus ancestrais teriam feito, estou incorporando o espírito dos desenhos que já existem. Escolhi minha mão, pois sou escritora, e porque o amor pelas mãos está profundamente enraizado em minha ancestralidade feminina — nenhuma mulher da família da minha mãe sai de casa sem creme para as mãos. E porque as mãos são a parte do corpo mais adornada pelo povo akan até hoje, com a realeza coberta de anéis de ouro e arte nos dedos com muitos dos mesmos desenhos e marcas da minha tatuagem. Foi o mais próximo que consegui chegar, com uma grande dose de imaginação. Acho que a reinvenção cultural é importante, afinal.

Observo, impressionada, enquanto Emmy insere a agulha em um pequeno pote e depois faz centenas de pontos pretos na minha mão, com o ritmo e a serenidade de um ritual. Enquanto as horas se condensam nessas pequenas poças de tinta, ela me conta sobre sua vida nas ilhas Maurício, seu amor por se reconectar com práticas ancestrais. As intricadas figuras em seu peito sobem e descem enquanto ela fala. Sua estética reflete a mistura de ancestralidade cultural chinesa e africana. Esse método de tatuagem é doloroso e leva mais tempo do que o processo com a máquina. São cerca de nove horas do início ao fim. Mas é também catártico, hipnótico e tranquilizante. Eu me sinto diferente quando acaba. Não sei dizer se é porque superei nove horas de dor, porque minha mão agora está pontilhada com uma bela e detalhada figura, ou por causa da intenção que concentrei em obtê-la, e como essas coisas se tornam profecias autorrealizáveis. Emmy tem sua teoria. "Não é por causa da dor. Você recuperou alguma coisa que tinha sido perdida."

"Parece estranho", ela acrescenta, "mas, em muitos aspectos, é como mágica. É místico."

Estou encantada com minha mão recém-adornada. Embora o trabalho tenha sido intenso, assim que termina não parece uma ferida, como ouvi descrições de tatuagens feitas à máquina. A dor já passou há muito tempo. Embora eu não consiga parar de olhar para minha mão, tenho receio de mostrá-la às mais velhas da família. Tenho certeza de que elas vão odiar — minha mãe e minha avó, de quem estou quase certa de que herdei o antigo desdém em relação às tatuagens. Não conheço ninguém da minha família, vivo ou morto, que já tenha feito alguma coisa assim. Mas, quando finalmente mostro a tatuagem a elas, ambas me surpreendem, com uma resposta de silenciosa apreciação. "É permanente?", minha avó pergunta. "É", eu respondo. Ela pega minha mão e a observa em silêncio. "Hum", ela diz, "é linda." Não gosto de exagerar, mas talvez o ritual tenha ecoado através das gerações até ela também.

# Epílogo
## Morte

*Bosompo Ɛtrɛ Nanso Ɔbɛtoo Abotan.*\*

Provérbio akan

*Tenho a estranha sensação de que, no fim da vida, estou começando a habitar completamente outra vez o corpo que há muito deixei.*

Alice Walker, *O segredo da alegria*[1]

No fim do ano, volto ao ponto inicial quando reencontro a mulher que tanto me inspirou no começo. É Laurence, cuja voz ouço na minha cabeça quando ignoro minha menstruação nas longas semanas de filmagem de um documentário no outono. Meu corpo está me suplicando para desacelerar, mas ainda assim continuo. "Quando você sangra, precisa descansar", ela me disse. "É um momento para ser cuidada, amada, renovada." Acho que o delicado inglês fran-

---

\* Embora o oceano seja enorme e poderoso, foi precedido pela rocha. (N. T.)

cófono de Laurence ecoa das rochas, no momento em que me afasto da equipe para trocar de absorvente atrás de grandes pedras nas montanhas do Atlas, ou quando estou agachada em um banheiro nos fundos de um mercado abafado em Lagos. Em momentos como esses, sinto que não tenho escolha a não ser ignorar a necessidade que meu corpo tem de ser ouvido. Mas, ainda assim, eu mudei. Agora sei que as necessidades a serem ignoradas *existem*.

Agora a chuva se move em grandes ondas escuras pelo dia sombrio de Londres. São apenas cinco da tarde, mas parece meia-noite. Paredes de água são geradas pelo ar, as gotas são como pequenos cardumes, iluminadas por trás, nadando no céu da cidade. Aperto a campainha de Laurence com uma luva congelada e atravesso um portal para encontrar calor, cor e perfume. Há ramos de lavanda seca nos ganchos das portas, difusores de óleo essencial, minivelas aromáticas acesas em pedras de sal cor-de-rosa purificadoras, velas comuns e incenso. A entrada da casa é um santuário. Há divindades africanas, fotos de família, esculturas em madeira, cristais, vastas plantas e dois gatos, que ela descreve como curandeiros, assim como ela. Com o corpo coberto de adornos, esculpido com os contornos de seus ancestrais, a escarificação nas costas e as tatuagens no peito, uma obra de arte envolvente a não mais poder, ela parece um tanto sobrenatural.

Por isso fico surpresa quando essa sábia hipnótica comenta sobre o documentário do príncipe Harry e Meghan Markle que acabou de assistir na Netflix. Ela não fazia ideia de que eu estava no documentário, diz, o que faz sentido. Não fiz nenhum comentário nas redes sociais sobre minha participação no programa, mas a colega de apartamento de Laurence a convenceu a assistir. Laurence comenta que gostou da minha crítica sobre o legado do império britânico e do racismo. "Você é potente", disse ela, "e seu trabalho é importante para todas nós. O que aprendi ao ver o documentário", continuou, pensativa, "é que você precisa de proteção. Então, hoje vou convocar a energia de nossos ancestrais e derramá-la sobre você. Vou deixá-la plena de amor, carinho, agradecimento e proteção."

Estou sentada no santuário, em uma cadeira confortável, aconchegante como um útero, bebendo chá de gengibre. Começaremos, ela explica, com o equilíbrio dos aromas. Ela separa cinco óleos que tem intenção de usar e me pede para cheirá-los e contar o que evocam de imediato. O primeiro aroma chega ao meu estômago. É um cheiro terroso e complexo. Laurence me diz que é olíbano. Não é o tipo mais familiar, que vem em incenso, feito da resina da árvore Boswellia. Esse óleo vem da raiz. É estabilizante e alivia o estresse. A próxima essência cheira a grama molhada, como uma longa caminhada no parque ou nas colinas. Laurence diz que é patchouli, que se comunica com o útero e com a criatividade. O aroma seguinte eu acho que é eucalipto, medicinal e calmante para meu peito e seios da face sofridos nesse frio escuro do meio do inverno, mas é verbena. Um dos óleos me lembra a bala Fruit-tella, e Laurence revela ser laranja doce, para agradar minha criança interior. Algumas pessoas reagem mal a esse cheiro, diz ela, caso a criança interior esteja zangada com elas e exponha sua raiva. Nesse caso, minha criança interior está feliz, gulosa, com um apetite saudável como sempre, o que acho que é um bom começo.

O último aroma é o único do qual não gosto. É alho? Com certeza tem um toque picante. É pimenta-do-reino, explica Laurence, que escolheu para trazer alívio muscular, já que eu levanto pesos. Insisto então que devemos usá-lo, mesmo que não tenha exatamente me dado bem com a essência. Me arrependo depois.

Aprendo a lição: ouça seu corpo. Principalmente quando, assim como eu, você tem uma mente hiperativa, tentando constantemente vencer argumentos racionais sobre seus instintos. Confie no corpo quando ele estiver tentando dizer alguma coisa. Se ao menos você ouvisse. Depois, ao sentir pequenos vergões, uma leve irritação, coceira no pescoço e nas laterais, logo sei que foi efeito do óleo de pimenta-do-reino, e minha reação ao cheiro tinha sido um aviso.

Tecnicamente o que recebo de Laurence é uma massagem, mas não posso, em plena consciência, descrevê-la com essa simplicidade. Já recebi boas massagens na vida, mas isso foi outra coisa. Foi como descobrir que meu corpo não tem apenas mensagens para compartilhar comigo, mas toda uma linguagem, e então ser amparada por alguém que fala essa língua com fluência. Ela simplesmente sabia o que fazer, onde pressionar e com que força, de uma forma que ninguém jamais fez. Mais tarde, ela me diz que em geral são necessárias várias sessões para sentir uma conexão como a que tivemos ao trabalharmos juntas. Eu me oponho à ideia de que foi um trabalho conjunto. Só fiquei ali deitada, nua, enquanto ela fazia todo o esforço. Mas Laurence diz que devo reconhecer e assumir meu envolvimento nessa experiência transformadora: eu estava pronta, estava aberta. Recebi sua intenção de me amparar. Digo a ela que foi uma experiência diferente de tudo que já vivenciei antes e, ainda assim, parecia muito familiar. "É provavelmente a conexão ancestral", explica. "Eles vieram para cuidar de você." Ela se dedicou a cultuar meu corpo, diz. E eu recebi esse culto.

Havia também a questão dos gatos. Não sou fã de gatos. Não é que eu não goste deles, é que nunca senti que gostassem de mim. Mas esses gatos são diferentes. Um deles aqueceu a maca de massagem antes mesmo de começarmos. E, tendo Laurence terminado o trabalho no meu corpo, ele caminha por cima das minhas toalhas, delicadamente pousando as patas em mim, num toque final. Ele se senta no meu peito, e seu ronronar vibra profundamente nos meus músculos sensíveis. Laurence acha graça do espanto estampado em meu rosto. Quando ela me disse que os gatos também curavam, eu não percebi que ela estava falando literalmente. "Sabe", ela conta, "o ronronar dos gatos acontece a 120 hertz. É uma frequência muito potente." Faço essa pesquisa quando chego em casa e descubro todo um universo da ciência que ainda tenta desvendar os mistérios do ronronar dos gatos. Assim como Laurence comentou, na medicina humana há um certo consenso de que essa frequência promove a cura de tecidos e ossos.[2] Quando Laurence sai e fico sozinha e nua na cama, reunindo energia para me vestir, ele senta no meu colo, explora meus olhos e encosta o nariz no meu.

Demoro dias, semanas talvez, para processar esse encontro. Em nenhum outro momento da vida pude pensar na ideia do meu corpo como um receptor digno de adoração — por qualquer pessoa, muito menos por mim mesma. Parece que trabalhei muito para alcançar isso e sinto orgulho. A capacidade de ser amparada por uma mulher como Laurence, cujo poder não posso fingir que compreendo completamente, mas posso sentir, é uma prova do quanto evoluí. Por outro lado, ela não criou um espaço para essa adoração porque me acha bela, porque cheguei ao peso certo, porque minha aparência está na moda ou porque me alimento bem, faço a quantidade adequada de exercícios ou deixo meu cabelo bonito. Ela criou espaço para esse culto porque ter um corpo é uma coisa divina, e essa divindade deve ser vista, amparada, reconhecida e respeitada. A maior bênção para mim foi perceber que, embora seja um privilégio, eu não preciso ouvir isso de outras pessoas. Porque, finalmente, esse sentimento está aqui.

Compreender a divindade no seu corpo como eu aprendi não significa se apegar à vida. Na realidade, trata-se de compreender nossa parte numa ordem de coisas que é muito maior que nós. Penso bastante na morte. Enquanto escrevia este livro, reli *O caminho do guerreiro pacífico*,[3] que me deixou impactada quando era mais jovem. Dessa vez eu o li para minha filha. É engraçado pensar que, embora ela seja quase uma adolescente, com uma capacidade maior de leitura, parece que passo mais tempo lendo para ela agora do que quando era pequena. Adquirimos o hábito de ler um livro espiritual juntas na hora de dormir. Para ela, espero suscitar uma compreensão e uma consciência que teriam mudado minha infância se eu tivesse tido acesso a esse tipo de leitura. Para mim, é uma importante revisão das lições que já aprendi, mas várias vezes esqueci, conforme fui arrastada pela vida.

Eu adoro muitas coisas em *O caminho do guerreiro pacífico*, mas a passagem que exerceu maior impacto na percepção que tenho de mim mesma foi sobre a morte. No livro, Sócrates, o velho sábio e misterioso frentista, conta a Dan, seu aluno aprendiz, que um amigo em comum morreu. Dan fica arrasado, tanto com o falecimento do amigo como com a atitude blasé de Sócrates, que considera ofensiva. Mas Sócrates não se constrange. Ele explica a Dan que a morte não é, ao contrário da narrativa predominante na cultura ocidental, uma aberração, algo que deu errado. "Não há motivo para se preocupar, Dan", diz ele. "A morte é completamente segura."

"Pense na morte como uma transformação", continua. "É um pouco mais radical do que a puberdade, mas nada que deva deixá-lo perturbado. É só uma das mudanças do corpo."

Dan, como muitos de nós, tem dificuldade para compreender. A morte é "completamente segura"? É uma ideia muito radical. Mas é quando Sócrates dá a última palavra. Ele está comovido, com os olhos marejados. "A morte não é triste. O que é triste", reflete, "é que a maioria das pessoas não vive de fato."[4]

Assim como aconteceu com a puberdade, a menopausa e outros ciclos naturais da vida, este trabalho me ajudou a apreciar mais como é importante honrar as mudanças e lidar com elas da maneira adequada. Quando trabalhei em *Escravidão: Uma história de injustiça*, a série documental sobre o comércio transatlântico de escravos que apresentei com Samuel L. Jackson, vi muitas coisas que me assombraram. O objetivo da série era formular um novo olhar para uma história que muitas vezes parece abstrata, reduzida a diagramas lineares de porões de navios de carga cheios de corpos, inventários que especificam as compras e vendas ou estatísticas sobre os milhões exatos roubados, traficados e assassinados. Pode ser difícil estabelecer uma conexão com os seres humanos por trás desses dados, considerá-los pessoas vivas, que respiravam, tinham sonhos, identidades e corações que poderiam se partir. Para encontrarmos formas tangíveis de lembrar e compreender essas coisas no documentário, começamos a escavar os destroços de navios negreiros — poucas pessoas têm noção de que o Atlântico é o vasto cemitério de um número desconhecido de africanos escravizados.

Segui os vestígios dessas pessoas, de Gana à Jamaica, da Cornualha até o Brasil. Uma coisa que me impactou muito não foi apenas a maneira como eles viveram, em cativeiro, mas a forma como morreram. Tive que conciliar essa realidade com uma coisa que também passei a entender mais profundamente ao trabalhar na série. "Os africanos", afirmou o grande filósofo queniano John Mbiti, "são notoriamente religiosos."[5] Para os africanos de quase todos os milhares de sociedades e culturas diferentes do continente, ter uma boa morte, ser enterrado de maneira apropriada, com os ritos de transcendência ancestral, é uma das partes mais importantes da vida.

Inúmeras vezes ouvi amigos e parentes em Gana contarem histórias sobre alguém que pediu dinheiro aos familiares. É muito comum pedir ajuda a parentes mais ricos, quer estejam em Gana ou no estrangeiro, ajuda essa em dinheiro para taxas escolares, melhorias na casa ou contas hospitalares. Nessas histórias, durante a vida da pessoa, seus pedidos em geral foram negados. Mas quando ela morre, na arrecadação do funeral, chegam vários presentes e doações generosas. É comum que os filhos de um falecido façam uma obra completa na casa da família, com pintura, decoração, reforma, melhorias na estrada que leva até lá — só depois que eles morrerem, para que no funeral esteja tudo arrumado. É comum pensar que essas melhorias seriam prezadas pela pessoa se tivessem acontecido enquanto ainda estava viva, quando poderia experimentá-las como prazeres terrenos.

Um pastor de Gana inclusive conta a história de um homem que estava restabelecido o suficiente para receber alta depois de um período no hospital, mas sua família se recusou a pagar a conta. Então, o paciente conspirou com o médico para fingir que havia morrido. O médico ligou para os familiares para dar a triste notícia. Nesse momento, os parentes enviaram dinheiro ao hospital para a preservação do corpo, enquanto arrecadavam dinheiro para o funeral. Então foram até o hospital e encontraram vivo o paciente supostamente morto. O dinheiro que haviam mandado, em vez de preparar o corpo para o enterro, foi usado para pagar as contas do hospital que salvou sua vida. Obviamente os parentes ficaram furiosos. "Fantasma!", eles gritaram, e depois de perceberem que o parente morto estava de fato bem vivo, exigiram: "Doutor, devolva o nosso dinheiro. Vamos bater em você!".[6]

É uma anedota não comprovada, mas em Gana é fácil de imaginar que isso tenha acontecido. Há um ditado em twi, *abusua do funu*, que se traduz literalmente como "A família ama o cadáver". Isso significa que, na cultura akan, a comunidade reverencia profundamente os mortos. Essa reverência requer funerais e ritos de passagem adequados. E, de acordo com o governo de Gana, embora a renda média seja de 4 libras por dia nas zonas urbanas e menos de 2 libras por dia nas zonas rurais,[7] o funeral em média custa mais de 4 mil libras.[8]

Os pastores protestam frequentemente contra esses costumes porque o grau de cuidado e atenção prestados aos ritos fúnebres remete a valores religiosos indígenas pré-coloniais, que o cristianismo deveria ter eliminado. E, embora seja fácil ridicularizar esses extensos gastos com a morte, com um dinheiro que poderia ter deixado uma vida melhor, há uma profunda crença cultural por trás disso. A morte não é um fim, mas uma importante fase de transição, e é crucial que seja feita da forma certa.

Todas as culturas encontraram formas de contar histórias sobre a morte, ou, como os psicólogos chamam, "gerenciamento do terror", uma forma de lidar com o conhecimento existencial da inevitável morte corporal.[9] Mas os akan de Gana levam essa noção a outro nível. Alguns pesquisadores, por exemplo, descobriram que o processo de envelhecer, morrer e se tornar um ancestral é tão aspiracional que o descreveram como uma "carreira".[10] Uma pessoa idosa e um ancião não são a mesma coisa. Qualquer um pode envelhecer (*akɔkora*, "homem velho"; *aberewa*, "mulher velha"), mas você se torna um "ancião", ou *ɔpanin*, ao se provar útil na comunidade, ao vincular outros a si. Isso geralmente consiste em ter filhos, sustentar outros, criá-los e pagar as mensalidades escolares, ajudar membros da comunidade através de patrocínio, assistência financeira e sabedoria, evitar a vergonha e proteger a cultura. Você precisa se tornar um *ɔpanin* em vida para se tornar um ancestral (*nana*) na morte. Quando essa comunidade se despede de você com um bom funeral, é um sinal de que sua carreira na Terra alcançou o alto escalão e você terá um assento eterno no conselho da vida futura.

Sabendo disso, foi difícil olhar para os túmulos de tantos africanos, como faço durante as filmagens do documentário, de culturas como a akan, deixadas em decomposição no leito do oceano Atlântico. Ou pior, como vejo na cidade do Rio de Janeiro, no Brasil, tratada literalmente como lixo na terra. Visito a casa de Petrucio e Ana Guimarães dos Anjos, um casal que comprou uma casa no bairro da Gamboa, próximo ao cais do Valongo, no Rio. No meio de uma exorbitante reforma na construção antiga, um arquiteto disse aos proprietários que a casa poderia ter pertencido a um assassino em série. Restos humanos foram descobertos no que seria a sala da casa. O casal chamou a polícia.

O que se revelou depois de uma longa investigação foi muito pior. A casa, agora rebatizada de Cemitério dos Pretos Novos, era, na verdade, uma sepultura coletiva. O termo "sepultura coletiva" não capta bem o terror: não era como uma sepultura coletiva de um assassino em série, e sim uma sepultura coletiva da escravatura transatlântica. Acredita-se que até

30 mil pessoas estejam enterradas lá. Pessoas que sobreviveram a raptos, longas caminhadas de suas nações africanas até a costa, ao encarceramento em barracões, à brutal Passagem do Meio, para depois morrerem na chegada ao Valongo.

Talvez tenha sido o efeito cumulativo de todo aquele trauma e sofrimento físico; talvez depois de se apegarem à promessa do que encontrariam quando enfim chegassem à terra, eles tenham visto a escravidão que os esperava e desistiram. Mas o que me deixa com a sensação de um soco no estômago é que, em vez de receberem os ritos fúnebres que são primordiais para os africanos, eles foram simplesmente jogados em uma fossa. E a população local, vendo aqueles corpos, jogou também seus detritos ali. Os arqueólogos ficaram intrigados com a razão de haver tanto lixo doméstico ao lado daqueles restos humanos. Então perceberam que as pessoas da época tinham usado aquela sepultura coletiva, um local de descanso final que os escravizados não escolheram, como lixão.

Também descobri que, onde existem injustiças, traumas e fracassos intergeracionais da humanidade, as mulheres africanas e seus descendentes aparecem para fazer o árduo trabalho de cura. No cemitério encontro Sadakne Baroudi, uma mulher norte-americana de ascendência africana que visitou o Brasil quinze anos antes e foi confrontada com o trauma dessas sepulturas coletivas. Ela achou aquilo inadmissível. Decidiu então permanecer no local e curá-lo.

Sadakne descreve a si mesma como uma "historiadora pública independente", e conduz passeios a pé que homenageiam a história da cidade. Também elaborou um passeio autoguiado que integra mídia digital e mapeamento urbano. Eu a encontro ajoelhada junto ao túmulo de uma jovem mulher, cujos restos mortais foram escavados e preservados no

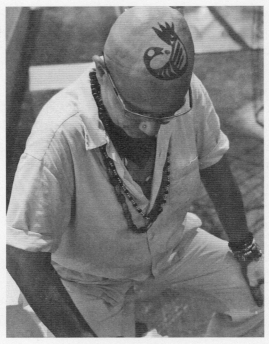

Sadakne Baroudi ajoelhada perto do túmulo de uma jovem não identificada no Cemitério dos Pretos Novos, Rio de Janeiro.

fundo de uma cova profunda no Cemitério dos Pretos Novos, que os visitantes podem ver através de uma vitrine no chão. Eu me sinto inundada pela dor. É a primeira vez que fico diante do corpo real de uma pessoa escravizada; depois de ler, pensar, observar, refletir sobre essa história, sou confrontada por uma pessoa que, com os ossos agora expostos num museu, ainda não está em paz. "Há muita cura a ser feita aqui", Sadakne me diz. Ela tem um estilo de conversa revigorante e direto, a cabeça raspada, um piercing no nariz, usa linho de tons neutros, com cordões e pulseiras de miçangas. Em sua cabeça, indo em direção à testa, está a imagem do sankofa, o símbolo adinkra akan de um pássaro olhando para trás por cima do ombro.

O sankofa é um dos símbolos akan mais populares fora de Gana porque sua mensagem reverbera muito entre nós, pessoas negras em diáspora que, com dificuldade, tentamos viver nossa negritude e ancestralidade em culturas que não nos honram. O pássaro que olha para trás se tornou nosso emblema não oficial. O significado é *Se wo were fi na wosan kofa a yenkyiri*", ou seja: "Não é tabu voltar e recuperar o que foi deixado para trás". Já vi vários pássaros sankofa, mas nunca estampados na cabeça de alguém. Sadakne não está aqui para brincar. Sua energia não é a de uma espiritualista etérea, e sim de uma guerreira contra o trauma ancestral.

"O Valongo deve ser lembrado da mesma forma que Hiroshima e Auschwitz", ela diz. "Como o local de um crime contra a humanidade. E quando as pessoas não são enterradas da forma adequada nem sepultadas, elas permanecem atormentadas. Dá para sentir isso", completa. Eu sinto. "Por isso fiquei no Brasil", acrescenta. "Esse tipo de cura é o meu trabalho."

É uma luta contínua. Quando o Rio foi escolhido para receber as Olimpíadas de 2016, suas obras para os jogos, um novo sistema de veículo leve sobre trilhos e elegantes edifícios comerciais com fachadas em vidro, desenterraram o Valongo, um cais que desempenhou papel monumental no comércio de escravizados, mas que havia muito tinha sido esquecido. Quatro milhões de africanos foram traficados para o Brasil — dez vezes o número levado para o território onde hoje são os Estados Unidos. Muitos deles chegaram por esse porto. Os afro-brasileiros e negros de outras diásporas como Sadakne tiveram que lutar para obter até mesmo o nível mais básico de reconhecimento. Em vez de proteger esses locais, durante as Olimpíadas de 2016 o governo brasileiro permitiu a destruição de outro túmulo ancestral, com as árvores antigas cortadas e áreas profanadas, para que o Centro de Mídia pudesse ser construído sobre ele.[11]

É doloroso e difícil aceitar que nossos ancestrais, como pessoas deslocadas pela escravatura e pelo colonialismo, permanecem insepultos e desumanizados. Nos Estados Unidos, os restos mortais de nativos americanos, como qualquer outra coisa encontrada em propriedades privadas, acabaram em latas de lixo e garagens, sendo vendidos nos classificados de revistas locais.[12] Em 2022, a escritora da *New Yorker* Rachel Monroe relatou a luta de Xoxi Nayapiltzin, um nativo americano que buscava justiça para seus ancestrais em Spirit Eye, uma antiga caverna com abertura triangular na região de Big Bend, no Texas. Cercada pelo solo carbonizado de antigos fossos de agave, ela revelou que a caverna havia sido saqueada por entusiastas da arqueologia local pelo menos desde a década de 1950. Os moradores removeram não apenas pontas de flechas e fragmentos de cestos, mas também corpos enterrados na caverna centenas de anos antes, incluindo o de uma criança, envolta em pele de cervo, e o de um homem, enterrado sob uma grande pedra.

Nayapiltzin pôde provar a rara conexão de descendência linear direta com esses corpos, mas ainda não sabia se teria sucesso ao reivindicar que esses ancestrais fossem devidamente enterrados na caverna. Sua tarefa foi dificultada porque os texanos brancos que haviam encontrado, comprado ou pegado os restos mortais agora afirmavam ser seus guardiões. "Neste país, fizemos um excelente trabalho ao remover os nativos americanos das terras ancestrais", disse um especialista a Monroe. "Quando não há povos nativos vivos como protetores e administradores, é fácil para os não nativos intervirem e ocuparem essas funções."[13]

Historicamente a "preocupação" de que as populações nativas estivessem sendo erradicadas — vinda dos descendentes daqueles que provocaram a erradicação — levou a um frenesi no acúmulo de artefatos nativos. O "mito do índio desaparecido" se tornou um estereótipo que justificava o furto de artefatos indígenas, incluindo milhões de objetos culturais, imagens e registros de músicas.[14]

Por vezes nós abrimos mão dos nossos artefatos. Escolhemos abandonar nossa herança, de forma literal ou metafórica, por ignorância ou desdém do legado ancestral que esta representa. Em uma noite chuvosa de outubro de 2022, Sam e eu saímos do metrô para a noite radioativa da Times Square. Desviamos de dançarinos de break, mímicos e comediantes, e de repente Sam diz que está com fome, então entramos em um deprimente Starbucks enquanto eu me estresso com o horário. Se chegarmos tarde ao teatro, perderemos o início da peça. Além do mais, somos convidados da estrela principal, e sei que ele arranjou ótimos lugares para nós, perto do palco. Ele repara em tudo. Vai perceber se nos atrasarmos.

Estamos aqui para assistir ao espetáculo e para um reencontro. Samuel L. Jackson e a esposa, LaTanya, nos convidaram para ir à Broadway ver uma peça estrelada por ele e dirigida por ela, *A aula de piano*, de August Wilson.[15] Adoro a retomada do reconhecimento desse dramaturgo. Wilson, que escreveu American Century Cycle, uma série de dez peças que narra a vida dos afro-americanos no século xx, é reconhecido por ter "mudado a cara do teatro norte-americano",[16] além de ter sido premiado com dois prêmios Pulitzer. Mas foi nos últimos anos que ele se tornou popular, com outras peças do Cycle, como *Um limite entre nós* e *A voz suprema do blues*, que se tornaram sucessos comerciais, até mesmo filmes vencedores do Oscar.[17] Mas de todas as obras de Wilson que vi, *A aula de piano* é a que me impacta mais profundamente.

A história aborda a disputa entre um irmão e uma irmã por uma herança de família: um piano. O piano conecta a geração dos irmãos e a de seus ancestrais, escravizados pelos proprietários do instrumento. Esculpido pelas mãos do avô, o piano pertencia aos antigos escravizadores da família. Os jovens irmãos estão determinados a romper o sombrio ciclo da sua herança de escravidão e domínio, mas têm ideias muito diferentes sobre o que isso significa. O irmão, Boy Willie, quer vender o piano e comprar o terreno onde trabalha por uma ninharia, para gerar riqueza intergeracional e acabar com o legado de privação de direitos econômicos. A irmã, Berniece, está determinada a manter o piano na família, como uma lembrança da dor e do potencial triunfo por terem readquirido o instrumento no qual está gravada sua genealogia. A luta entre os irmãos sobre o valor simbólico e literal do piano se transforma em um conflito que ameaça separar a família. Toda a trama é assombrada pelo legado vivo da escravidão, manifestada pelo fantasma do antigo senhor de escravizados, que espreita pela casa.

A peça explora a forma como as gerações mais jovens entendem sua história. Para muitos de nós, descendentes da última geração nascida no império, nossos pais protegeram os filhos da dura realidade da opressão racial esperando que pudéssemos encarar um novo futuro livres desse trauma.[18] Mas assim como o pássaro sankofa de Gana que Sadakne tatuou na cabeça, nossos ancestrais alertaram que para olhar para a frente, a direção em que os pés da ave estão firmemente plan-

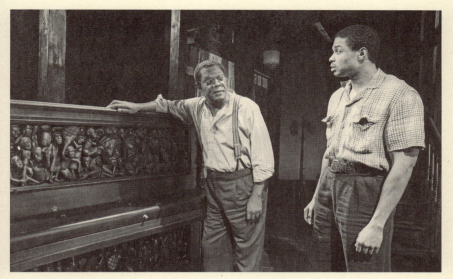

Samuel L. Jackson como Doaker Charles e Ray Fisher como Lymon em *A aula de piano*. Broadway, 2022.

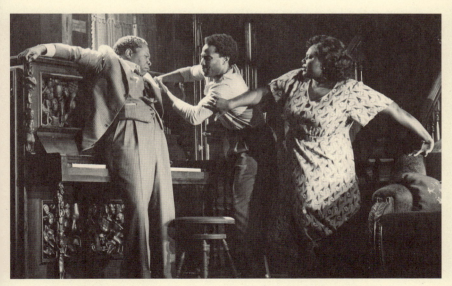

Michael Potts como Wining Boy, John David Washington como Boy Willie e Danielle Brooks como Berniece Charles em *A aula de piano*.

tados, é preciso também ser capaz de olhar para trás, recuperar, compreender, absorver o que aconteceu no passado.

O receio de olhar para trás, personificado em *A aula de piano* por Boy Willie, é espelhado, até certo ponto, para todas as pessoas em diáspora, em todos os lugares. A globalização segundo os padrões europeus deixou muitos de nós com uma espécie de síndrome de deficiência ancestral. Olhar para trás é doloroso, incerto e inseguro. Não sabemos o que podemos encontrar, se estamos preparados para suportar isso nem se estamos aptos a herdar nosso legado ancestral. As inseguranças e os pensamentos impostores se repetem em um ciclo eterno na nossa mente. Na minha mente. Todo esse tempo estou perguntando repetidas vezes quem sou eu para tentar me reconectar com a memória deles.

Quem sou eu para escrever este livro?

Reconheci tanto a peça em minha própria jornada que comecei a ler os testemunhos de outras pessoas que a assistiram. Não esqueço as palavras de um estudante, um jovem chamado Trajan Clayton, que ficou tão inspirado que ganhou um concurso de monólogos interpretando o trabalho de Wilson. "Desde o primeiro encontro com August Wilson, me lembrei das pessoas que vieram antes de mim", escreveu ele. "Pessoas que, enquanto viviam num mundo de pesadelos, lutaram sem parar para ter um sonho. As obras e o legado de August Wilson me forneceram um guia divino em direção ao cerne da humanidade."[19]

Muitas vezes recebi esse guia de escritores, que nos levaram através da escuridão desses atos de autodestruição linear e nos trouxeram de volta à luz. Várias mulheres, mulheres negras, vários gênios. Este livro foi profundamente inspirado no trabalho deles. Eu me envolvo com suas verdades como as miçangas envolvem minha cintura. Posso sentir as partes danificadas dessa herança e, ao longo da jornada, posso senti-la se recompondo. Da mesma forma, sinto, como escreveu Wilson de forma tão hipnótica em suas marcações de cena, um farfalhar de vento soprando por dois continentes. Como uma música encontrada, verso por verso.[20]

Assim como a escritora afro-americana Zora Neale Hurston, por exemplo, que viajou para o Alabama na década de 1920 — munida de pêssegos, presuntos da Virgínia e melões do fim do verão — para conversar com Cudjo Lewis, que na época tinha noventa anos. Seu primeiro desafio seria convencê-lo a contar a própria história. Isso porque Cudjo Lewis era seu nome norte-americano, mas ele nasceu Oluale Kossola, um iorubá, considerado o último homem sobrevivente do último navio negreiro conhecido a chegar do continente africano, *The Clotilda*, que aportou nos Estados Unidos em 1860. Hurston o entrevistou enquanto estudava antropologia e, então, temendo que ele pudesse morrer antes que a história toda fosse contada, voltou para buscar o que se tornaria o material para seu livro *Barracoon*. É uma leitura de partir o coração. Kossola recorda a traição dos africanos que o capturaram e o venderam como escravizado, e os horrores da Passagem do Meio, com lágrimas nos olhos ao falar sobre o trauma. Mas o que mais comoveu Hurston naquele senhor foi o quanto, setenta anos depois, ele continuava a sentir falta do seu povo na Nigéria. "Tenho saudade do meu povo", ele disse.[21]

"Depois de 75 anos, ele ainda conservava aquela trágica sensação de perda", escreveu Hurston. "Um anseio por laços de sangue e culturais. Foi essa sensação de mutilação. Isso me deixou comovida." E quando Hurston o fotografou, Kossola vestiu seu melhor terno, mas tirou os sapatos. "Quero parecer que estou na África", disse a ela, "porque é onde eu quero estar."[22]

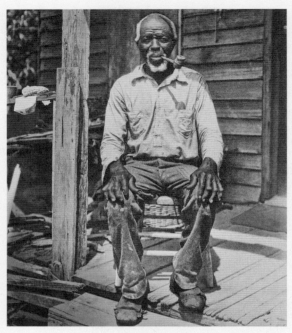

Cudjo Lewis em sua casa em Africatown, Alabama, fotografado na década de 1920. Com a gentil permissão da Doy Leale McCall Rare Book and Manuscript Library, University of South Alabama.

O livro de Hurston é um presente sem igual para a cultura humana. Ler *Barracoon* é uma imersão em uma linguagem rica e reveladora, que evoca a própria música da história em suas tonalidades, ritmos e inflexões. O velho e poético Kossola falava o inglês característico dos escravizados do sul dos Estados Unidos. Enquanto muitos dos outros escritores negros da época de Hurston tentavam mostrar ao público branco que poderiam igualar suas proezas literárias, Hurston preservou essa herança. Ela escrevia "palavras que andavam sem mestres".[23] "O negro analfabeto", escreveu, era "a melhor contribuição dos negros para a cultura norte-americana."

O segundo desafio de Hurston seria lutar para que a história de Kossola fosse contada com a integridade que merecia e fosse partilhada com o mundo. Quando levou o manuscrito aos editores, recusando-se a alterar a linguagem de Kossola para se adequar ao inglês padrão, insistindo em preservar o seu vernáculo, o livro foi negado.

Depois disso, a própria Hurston foi rejeitada pela história. Sua carreira extremamente produtiva decaiu. Ela viveu de maneira precária, trabalhando em empregos informais, indo parar em um lar de acolhimento do governo, onde morreu, sem um tostão, de doença cardíaca, em 1960. Nessa data, todos os seus sete livros publicados já tinham saído de circulação. Zora Neale Hurston, que passou a vida protegendo a memória negra, foi enterrada em uma cova sem identificação.

Em 1973, a romancista e feminista afro-americana Alice Walker foi assombrada por essa injustiça. Depois de uma busca longa e decidida, ela finalmente localizou o túmulo de Hurston em um "campo cheio de ervas daninhas". Mesmo ela, que transformou o trauma em poesia, como é o caso do seu ilustre romance *A cor púrpura*, não teve palavras para descrever quão trágica era a situação de Hurston.

"Há momentos", escreveu Walker sobre a experiência de encontrar o túmulo de Zora Neale Hurston, "em que as respostas normais à dor, ao horror e todas essas coisas não fazem sentido porque não têm nenhuma relação real com a profundidade da emoção que alguém sente."

Walker decidiu restaurar o legado e a reputação de Hurston. Mandou fazer uma lápide com as palavras: "Zora Neale Hurston: gênio do sul. Romancista. Folclorista. Antropóloga." O ensaio de Walker "À procura de Zora Neale Hurston" foi publicado na *Ms Magazine* em 1975 e acelerou o renascimento do interesse pela autora. Como é sabido pelo povo akan, e como Alice Walker provou, honrar a morte de um ancião é honrar a própria vida. Hurston começou a ganhar notoriedade. O romance que hoje é considerado sua maior obra, *Seus olhos viam Deus*, logo voltou a circular, em uma nova edição que vendeu 300 mil cópias e acabou se tornando leitura obrigatória nas aulas de inglês do ensino médio em escolas norte-americanas.[24]

"É um milagre. É impressionante. O renascimento de Hurston é um fenômeno na história da literatura", declarou Deborah Plant, uma pesquisadora de Zora Neale Hurston que afetuosamente editou *Barracoon*, quando a entrevistei sobre a publicação da obra sobre Cudjo Lewis para o *Guardian* em 2018.[25] Ela ficou bastante emocionada. "Que um grupo de pesquisadores tenha feito o que fez, ressuscitando uma escritora que havia caído no esquecimento... trazê-la de volta ao cânone e ter seu trabalho publicado outra vez. É por isso que temos o que temos hoje. É coisa de outro mundo!"[26]

Alice Walker, que tinha 78 anos no momento em que este livro foi escrito, tornou-se uma anciã no sentido akan — ɔpanin — ao vincular gerações de leitores à sua escrita. *A cor púrpura* está entre os primeiros romances que me apresentaram ao majestoso cânone da literatura negra. Como muitas escritoras negras ao longo das gerações, ela mudou a vida das pessoas com seu ativismo e cuidado com os antepassados. Ancestrais como Zora Neale Hurston, que hoje vive, como deve, em nosso imaginário coletivo, junto com os ancestrais de quem *ela* cuidou, como Kossola, que também vivem em nossa consciência.

Faz sentido, então, que as palavras de Alice Walker tenham ajudado a inspirar este trabalho. "Tenho a estranha sensação", escreveu ela, "de que, no fim da minha vida, estou começando a habitar completamente outra vez o corpo que há muito deixei."[27]

Inspirada por ela, por tantas autoras negras que vieram antes de mim, por minha ancestralidade, a genialidade que encontrei em minha ascendência, decidi compartilhar o que aprendi. Quando comecei a escrever este livro, pensei que era um instrumento de que outras pessoas precisavam para aprenderem comigo as coisas que consegui compreender. Enquanto escrevia, percebi que este era um livro que eu precisava escrever, para lidar com todas as coisas que ainda preciso compreender. Sinto-me muito grata por ter chegado a esta fase da vida. Uma fase em que tenho a estranha sensação de que, quanto mais vivo, mais começo a habitar o corpo que sempre fui destinada a ter.

# Créditos das imagens

p. 16: © Afua Hirsch, 2018.

p. 49: © Afua Hirsch, 2023.

p. 55: Bristol Archives/ Getty Images.

p. 56: © Afua Hirsch.

p. 65: © Afua Hirsch, 2002.

p. 79: Alan Dyer/ Stocktrek Images/ Getty Images, 2020.

p. 93: (*esq.*) W&D Downey, 1883; (*dir.*) Obermuller & Son of New York, *c.* 1890.

p. 99: © Afua Hirsch, 2019.

p. 100: © Afua Hirsch, 2019.

p. 101: © Afua Hirsch, 2019.

p. 114: © Afua Hirsch, 2020.

p. 117: © Afua Hirsch, 2002.

p. 130: © Emma Okyere, 2022.

p. 146: Artista anônimo, 1935.

p. 148: © Afua Hirsch, 2022.

p. 149: © Afua Hirsch, 2022.

p. 150: © Sana Sarroukh, 2023.

p. 161: © Afua Hirsch, 2022.

p. 166: (*esq.*) © Afua Hirsch, 2023; (*dir.*) © Afua Hirsch, 2022.

p. 171: © Afua Hirsch, 2022.

p. 172: © Sally Sparrow Photography, 2022.

p. 179: Fotógrafo desconhecido.

p. 181: © Victor Mair.

p. 206: © Afua Hirsch, 2022.

p. 211: (*acima*) © Julieta Cervantes; (*abaixo*) Sara Krulwich para o *New York Times*.

p. 214: © McCallLibrary/ University of South Alabama.

# Agradecimentos

Este livro tem histórias originárias, que remontam à minha ancestralidade. Sem os ancestrais, as avós, as tias, os tios, os historiadores, os contadores de histórias e as pessoas sábias de ambos os lados da minha família que mantiveram vivas essas memórias, esta obra não existiria. Sou especialmente grata a meus pais e avós por tolerarem minha curiosidade insaciável e meu apetite infinito de escrever sobre eles. Obrigada por aguentarem isso tudo. Espero que o resultado justifique os meios. Um agradecimento especial a minha irmã, Ama Quarshie-Collison; a minha mãe, Mary Owusu-Hirsch; a meu pai, Peter Hirsch; a minha avó Joyce Ophelia Owusu e ao meu tio-avô Sir Peter Hirsch, por todo o seu amor, apoio e paciência.

Sou abençoada por ter um companheiro com um caráter de Tehuti. Por tudo que você me ensinou sobre o propósito de contar histórias, de comunidade, divindade e amor: obrigada. Escrevi este livro porque acreditei que poderia ser útil para outras pessoas. Naya, espero que você herde os ganhos deste trabalho em todos os sentidos, em sua própria jornada. Obrigada por estar presente de uma forma tão notável enquanto minha mente e meu corpo estavam em outro lugar. Não consigo imaginar como faria este trabalho sem uma família que valoriza minha visão e apoia meu senso de propósito, mesmo quando isso é bastante inconveniente. Amo vocês e sou muito grata.

Outros membros da família sempre me forneceram histórias, livros, informações e pensamentos. Obrigada a minha prima, irmã mais velha e conspiradora-adjunta Kesewa Hennessy, a minhas tias e tios Elsie Owusu, Kofi Owusu, Kwabena Owusu, Adjoa Owusu, Stella Hirsch, Penny Hirsch e Ann Linden. A sra. Kesewa Opoku, minha tia que nunca se recusou a responder a sequer uma pergunta que sondasse seu conhecimento enciclopédico sobre ancestralidade e cultura. E obrigada a minha prima Otema Yirenkyi, por ser a líder da curiosidade e compreensão sobre nossa ancestralidade.

Minha amiga Ebele Okobi foi uma grande inspiração para este livro. Por sua energia fenomenal e busca combativa pela beleza e justiça ancestrais, muito obrigada. Obrigada a Jessica Horn, parteira extraordinária de adornos significativos e narrativa profunda, muito obrigada. Laurence Sessou, como este livro deixa claro, você é um encanto. Obrigada pelo conhecimento e pela cura que compartilhou comigo. Sua presença nesta obra é uma prova de como essas coisas são impactantes. Obrigada por tudo e por me deixar escrever sobre isso. Maria Luis, espero que saiba o quanto você é única. Mallence Bart-Williams, obrigada pela constante luz e por espalhar magia por todo o mundo.

Obrigada a todas as minhas irmãs de retiro por ajudarem a moldar meu pensamento sobre esses assuntos: Pasha Michaelsen, que também leu pacientemente todos os rascunhos que enviei; Christina Nelson, que tem sido a amiga mais leal que existe ao longo de muitos anos; Feyi Rodway, que de alguma forma conseguiu oferecer ainda mais amor, apoio e cuidados à minha filha e que me ajudou a transformar este livro em realidade, mesmo em um momento aparentemente impossível. Naomie Harris tem me ensinado sobre as possibilidades de formas holísticas, ancestrais e imaginativas de viver através da intuição e da cura desde o primeiro dia em que nos conhecemos. Miranda Quammie é um gênio restaurador, uma amiga fiel em todos os sentidos. Nneoma Nwogu, você sempre será minha heroína da escrita. Maria Yesufu, obrigada pelas noites em Marrakech e pelas aulas sobre menstruação. Obrigada, Kate Sawyer, por ser uma velha e nova amiga e uma inspiração para escrever. Philip Michaelsen, pelo apoio incondicional e pela abordagem forense ao bem-estar, que me ensinou muito e me provocou a pensar ainda mais. Matthew Ryder, pelas décadas de amizade e incentivo.

Meu trabalho frequentemente infunde no jornalismo uma narrativa mais pessoal, e este livro não é exceção. Em 2020 escrevi um artigo para a *Vogue* britânica que ajudou a abrir as portas para este trabalho, depois de abordar Edward Enninful e Giles Hattersley com uma ideia incompleta, que eles incrementaram e transformaram em uma matéria. Obrigada a ambos pela amizade e por todas as oportunidades que criaram para mim e para muitas outras pessoas como eu, muitas das quais estão incluídas neste livro. Emmy Lim Hon, que adornou meu corpo de uma forma que abriu o caminho para esta jornada: você é uma artista bela e rara, obrigada.

A tarefa de produzir e filmar a série da BBC *Africa Rising* influenciou este livro de várias maneiras. Obrigada a toda a equipe: Russell Barnes, Clare Burns, os incríveis diretores Alex Thomson, Jason Ferguson e Alex Brisland, os produtores Sana Serroukh, Shermane Henlon e Laura Spence, que apoiaram este trabalho de mais maneiras do que posso explicar.

A série *Escravidão* e a amizade e visão de Samuel L. Jackson e LaTanya Jackson marcaram profundamente minha consciência. Obrigada pelas aventuras em Gana, Londres e Nova York, por nos convidarem para *A lição de piano* e por apoiarem a arte, a moda e todas as manifestações da cultura. Essas experiências desempenharam um papel importante neste livro. Obrigada também a Volney McFarlin por sua amizade, curiosidade e por tanta ajuda prática.

O trabalho com Marianne Tatepo foi elucidativo, emocionante e cheio de alegria. Sua visão e fé neste livro são a razão pela qual ele existe hoje. Obrigada por sua generosidade e honestidade. Obrigada também a Emily Martin, Graeme Hall e à equipe da Square Peg por seu trabalho, e a Bill Hamilton, que, com paciência, tem estado a meu lado na jornada como autora publicada desde muito antes de isso parecer possível. Vimbai Shire é mais do que uma editora. Obrigada por trabalhar com rapidez, reflexão e elegância.

Marla Teyolia, Kenya Hunt, Nkriu Balonwu e Uche Ofodile fizeram parte de um círculo de encorajamento em um momento em que eu precisava disso mais do que tinha ideia! Obrigada.

Yaw Sarpong, profundo conhecedor da tradição e dos costumes axante, obrigada por ser um irmão mais velho generoso e paciente, e a toda a família; Baabs e Foa, obrigada pela amizade e família. Minha equipe de Gana tornou possível que eu estivesse sempre presente de alguma forma na pátria-mãe: obrigada a Stacey Enyame, Phyllis Taylor, Flurina Graf, Jules e Gina Acheampong, Tony Tagoe e Danny Damah.

Obrigada aos colegas e estudantes da Universidade do Sul da Califórnia, que me energizam incessantemente e me conectam com novas ideias, pensadores e formas de encarar meu trabalho. Estou em dívida com Willow Bay, que desempenhou um papel crucial nos bastidores, tornando possível um dos melhores momentos deste livro, além de me ajudar a criar uma vida que funciona em dois continentes. Obrigada também a Gordon Stables, Miki Turner, Sandy Tolan, Joe Saltzman, Hector Amaya, François Bar, Deb Lawler e Nancy Ruiz. Ben Carrington, obrigada por, sem avisar, mudar minha vida! E pelas recomendações perfeitas. Obrigada também a meus alunos por fazerem do ensino uma alegria e por renovarem minha fé no jornalismo e na humanidade.

A capa da edição original demandou a colaboração entre muitos artistas que admiro. Obrigada a Mel Wilkinson, Charlotte Mensah, Lucinda Worth e Matt Broughton. A Matthew Harvey, pelo apoio inesgotável em todas as oscilações, às vezes surpreendentemente sobrepostas, do meu trabalho. A Lorenzo De Maio pela amizade, propósito e conspiração.

Obrigada a todos os criadores cujo trabalho é apresentado ou mencionado aqui, incluindo Pause, da Abel Odor, as miçangas da ModernNatured e os tapetes amazigh da WeAreMoussem. Obrigada a Sika Designs pela deslumbrante moda da Made in Ghana, com a qual foi um privilégio trabalhar e que me impulsionou ao longo de grande parte dessa jornada.

A minhas comunidades virtuais: BB'ers, Intersectionalistas, Business Linkers, Nonamers... Amo e valorizo a todos, e sou especialmente grata por vocês filtrarem com tanta habilidade as notícias que vale a pena ler, para que, quando estou escrevendo, eu não precise fazer isso. Isso é mais importante do que vocês podem imaginar! Paul van Zyl, obrigada por criar uma comunidade tão poderosa na vida real, pelas novas possibilidades e pela amizade.

Minha vida nem sempre é fácil de administrar e não funcionaria sem uma rede de apoio incrível, profissional e cuidadosa. Obrigada a Tayo Obi, Stacey Smith e Angela Sheahan, por fazerem mais do que é pedido. Todos os pais que trabalham sobrevivem graças a um enorme exército de ajudantes. Os meus são Rzan, Abena, Evelina, Efia, Ebony, Hawa, Seth, Charlotte e muitos outros. Obrigada a todos vocês!

# Notas

PRÓLOGO: FARTA [pp. 9-17]

1. Karolina Rivas, "Oprah Speaks at Debut of Exhibition Dedicated to Her Life and Work'". *ABC News*, 2018. Disponível em: <https://abcnews.go.com/Politics/oprah-speaks-debut-exhibition-dedicated-life-work/story?id=55719221>. Acesso em: 27 ago. 2024.

2. Marcia Davis, "An Interview with Oprah Winfrey: 'I Come as One, but I Stand as 10,000'". *Washington Post*, 2016. Disponível em: <https://www.washingtonpost.com/lifestyle/magazine/an-interview-with-oprah-winfrey-i-come-as-one-but-i-stand-as-10000/2016/09/14/25f34b94-4a11-11e6-bdb9-701687974517_story.html>. Acesso em: 27 ago. 2024.

3. O tweet acabou sendo removido e Danny Baker foi demitido da BBC. "Danny Baker Fired by BBC Over Royal Baby Chimp Tweet". *BBC News*, 2019. Disponível em: <https://www.bbc.com/news/entertainment-arts-48212693>. Acesso em: 27 ago. 2024.

4. Nick Levine, "The Internet is Applauding Afua Hirsch for Calling Out Toxic Racism Surrounding Meghan Markle". *Refinery 29*, 2019. Disponível em: <https://www.refinery29.com/en-gb/2019/05/233145/afua-hirsch-danny-baker-racism>. Acesso em: 27 ago. 2024.

5. Escrevi sobre o assunto em uma coluna do *Guardian* na época do acontecimento. Ver: Afua Hirsch, "Expecting Me to Explain Racism Is Exploitative: That's Not My Job". *Guardian*, 2019. Disponível em: <https://www.theguardian.com/commentisfree/2019/may/22/racism-tv-debate-exploitative>. Acesso em: 27 ago. 2024.

6. Fiz um post no Instagram nesse mesmo dia. Ver: Afua Hirsch, "Oprah Gave Me Some Advice Tonight". Instagram, 2018. Disponível em: <https://

www.instagram.com/p/BgRstmNDhpS/?utm_source=ig_web_copy_link>.
Acesso em: 27 ago. 2024.

## INTRODUÇÃO: DECOLONIZANDO [pp. 19-29]

1. Audre Lorde, "Age, Race, Class and Sex: Women Redefining Difference". In: *Sister Outsider*. Londres: Penguin, 2019. [Ed. bras.: "Idade, raça, classe e sexo: As mulheres redefinem a diferença". In: *Irmã outsider: Ensaios e conferências*. São Paulo: Autêntica, 2019.]

2. Afua Hirsch, *Brit(ish): On Race, Identity and Belonging*. Londres: Jonathan Cape, 2018. p. 32.

3. Maya Jasanoff, "Our Obsession with Ancestry Has Some Twisted Roots". *New Yorker*, 2022. Disponível em: <https://www.newyorker.com/magazine/2022/05/09/our-obsession-with-ancestry-has-some-twisted-roots-maud-newton-ancestor-trouble>. Acesso em: 27 ago. 2024.

4. Nicole Martin, "Airbnb Partners With 23AndMe". *Forbes*, 2019. Disponível em: <https://www.forbes.com/sites/nicolemartin1/2019/06/05/airbnb-partners-with-23andme-to-recommend-heritage-inspired-vacations/>. Acesso em: 27 ago. 2024.

5. Tofi Ayeni, "Ghana: Did the 'Year of Return' Manage to Import the Capital, Skills and Diaspora it Promised?". *The Africa Report*, 2022. Disponível em: <https://www.theafricareport.com/178482/ghana-did-the-year-of-return-manage-to-import-the-capital-skills-and-diaspora-it-promised/>. Acesso em: 27 ago. 2024.

6. A palavra "Progonoplexia", do grego Προγονοπληξια, foi cunhada pelo historiador Richard Clogg e pelo etnógrafo Michael Hertzfeld, na década de 1990, para ajudar a explicar a obsessão do povo grego moderno por seus ancestrais.

7. Theodore Zervas, "How I Was Diagnosed with Progonoplexia". *Voegelin View*, 2020. Disponível em: <https://voegelinview.com/how-i-was-diagnosed-with-progonoplexia>. Acesso em: 27 ago. 2024.

8. Em 4 de fevereiro de 2013, a Universidade de Leicester anunciou que um ambicioso projeto arqueológico tinha conseguido desenterrar o cemitério perdido de Ricardo III — o último rei inglês a morrer em batalha, em 1485 — em uma escavação em um local que na época era um estacionamento. Para mais informações, ver "Richard III: Discovery and identification". Universidade de Leicester, 2013. Disponível em <https://le.ac.uk/richard-iii>. Acesso em: 27 ago. 2024.

9. Toni Morrison, *What Moves at the Margin: Selected Nonfiction*. Jackson: University of Mississippi Press, 2008. p. 62.

# 1. SANGUE [pp. 31-72]

1. Afua Hirsch, "Toppling Statues: Here's Why Nelson's Column Should Be Next". *Guardian*, 2017. Disponível em: <https://www.theguardian.com/commentisfree/2017/aug/22/toppling-statues-nelsons-column-should-be-next-slavery>. Acesso em: 27 ago. 2024.

2. Afua Hirsch, dir. Richard Pearson, *The Battle for Britain's Heroes*. Channel 4, 29 maio 2018, IMDb. Disponível em: <https://www.imdb.com/title/tt8485486>. Acesso em: 27 ago. 2024.

3. Black Girls Hike UK, 2023. Disponível em: <https://www.bghuk.com>. Acesso em: 27 ago. 2024.

4. Maxwell Ayamba, "For Black People, a Walk in the Countryside Can Be a Powerful Act of Protest". Greenpeace, 2022. Disponível em: <https://www.greenpeace.org.uk/news/black-communities-countryside-access>. Acesso em: 27 ago. 2024.

5. Claire Ratinon, *Unearthed: On Race and Roots, and How the Soil Taught Me I Belong*. Londres: Chatto & Windus, 2022. pp. 6, 82.

6. Pause, de Abel Odor: Disponível em: <https://abelfragrance.com/products/pause>. Acesso em: 27 ago. 2024.

7. Josh Salisbury, "Revealed: London's Worst Roads for Traffic as Capital Named Most Congested in World". *Evening Standard*, 2023. Disponível em: <https://www.standard.co.uk/news/london/london-traffic-congestion-inrix-study-a219-roads-b1052406.html>. Acesso em: 27 ago. 2024.

8. Laurence Sessou Moniasse. Disponível em: <https://www.moniasse.com/about-me>. Acesso em: 27 ago. 2024.

9. Existem agora mais de cem aplicativos baseados na percepção de fertilidade, com mais de 200 milhões de downloads: Jonathan R. Bull, Simon P. Rowland, Elina Berglund Scherwitzl et al., "Real-world Menstrual Cycle Characteristics of More Than 600,000 Menstrual Cycles". *NPJ Digit. Med.* v. 2, n. 83, 2019. Disponível em: <https://www.nature.com/articles/s41746-019-0152-7>. Acesso em: 27 ago. 2024.

10. Nicole Jardim, "Get to Know the 4 Phases of Your Menstrual Cycle". *Mind Body Green*, 2022. Disponível em: <https://www.mindbodygreen.com/articles/menstrual-cycle-phases>. Acesso em: 27 ago. 2024.

11. Zamata pode ter feito referência à investigação amplamente divulgada na mídia do professor John Guillebaud, do Institute for Women's Health da Universidade College London, em 2018, que concluiu que as dores menstruais podem ser tão dolorosas como um ataque cardíaco. "Doctors Finally Confirm Period Pain Can Be as Painful as a Heart Attack". UCL, 2018. Dis-

ponível em: <https://www.ucl.ac.uk/news/headlines/2018/mar/doctors-finally-confirm-period-pain-can-be-painful-heart-attack>. Acesso em: 27 ago. 2024.

12. Post no Instagram de Sasheer Zamata, "Uh Oh, She's Still Talking About Her Period", 2022. Disponível em: <https://www.instagram.com/reel/CZzx8MVpitW/?utm>. Acesso em: 27 ago. 2024.

13. Por exemplo, ver "The Last Enemy to Be Conquered Is Mother Nature: Menstruation in Advertising", que documenta anúncios de absorventes e de objetos de higiene pessoal que sugerem derrotar a "embaraçosa" e inconveniente Mãe Natureza com produtos. Disponível em: <https://www.reed.edu/anthro/adprojects/2011/case_jacobson_spillane>. Acesso em: 27 ago. 2024.

14. Maisie Hill, *Period Power: Harness Your Hormones and Get Your Cycle Working for You*. Londres: Bloomsbury, 2019. p. 5.

15. Ruth Benedict, "The Diversity of Cultures". In: Lyn Spillman (Org.). *Cultural Sociology*. Oxford: Blackwell, 2002. p. 22.

16. Seth Quartey, "Andreas Riis: A Lifetime of Colonial Drama". *Research Review of the Institute of African Studies*, v. 21, n. 2, p. 6, 2005.

17. Pascale Bonnemère, "Interpreting Initiation in Melanesia: Past and Present". In: Eric Hirsch e Will Rollason (Orgs.). *The Melanesian World*. Londres, 2019. pp. 389-402.

18. Wallace G. Mills, "Missionaries, Xhosa Clergy and the Suppression of Traditional Customs: Initiation and Bride Price". In: Henry Bredenkamp e Robert Ross (Orgs.). *Missions and Christianity in South African History*. Joanesburgo: Witwatersrand University Press, 1995. Disponível em: <http://smu-facweb.smu.ca/~wmills/course322/Missionaries_XhosaClergy.pdf>. Acesso em: 27 ago. 2024.

19. Milena Bacalja Perianes e Dalitso Ndaferankhande, "Becoming Female: The Role of Menarche Rituals in 'Making Women' in Malawi". In: Inga T. Winkler et al. (Orgs.). *The Palgrave Handbook of Critical Menstruation Studies*. Londres: Palgrave Macmillan, 2020. pp. 423-40.

20. Pnina Werbner, "The Hidden Lion: Tswapong Girls' Puberty Rituals and the Problem of History". *American Ethnologist*, v. 36, n. 3, pp. 441-58, 2009. Disponível em: <https://anthrosource.onlinelibrary.wiley.com/doi/abs/10.1111/j.1548-1425.2009.01172>. Acesso em: 27 ago. 2024.

21. Em 2008, uma série de ilustrações e fotografias raras e amplamente desconsideradas da Coreia que apareceram em semanários britânicos de 1858 a 1911 foram reunidas e publicadas em Chang-ch'un Kim, *Korea Illustrated by British Weeklies 1858-1911*. Sallim, 2008.

22. Douglas Lorimer, "From Natural Science to Social Science: Race and the Language of Race Relations in Late Victorian and Edwardian Discourse". In: *Proceedings of the British Academy*, n. 155, pp. 181-212, 2009.

23. Kelli Lyon Johnson, "Saving the 'Girl Child': The Politics of Sexual Purity and National Honour". OpenDemocracy.net, 2016. Disponível em: <https://www.opendemocracy.net/en/beyond-trafficking-and-slavery/saving-girl-child-politics-of-sexual-purity-and-national-honour>. Acesso em: 27 ago. 2024.

24. Para um exemplo, ver Marnia Lazreg, "Decolonizing Feminism". In: Oyèrónké Oyōwùmí (Org.). *African Gender Studies Reader*. Nova York: Palgrave Macmillan, 2005. pp. 67-80; e Oyèrónké Oyōwùmí, *The Invention of Women: Making an African Sense of Western Gender Discourses*. Minneapolis: University of Minnesota Press, 1997.

25. Oyōwùmí, op. cit.

26. Dangarembga, op. cit., p. 5.

27. Pela história de como as superpotências da Guerra Fria e seus aliados causaram estragos econômicos e políticos nas nações africanas recentemente independentes, especialmente em Gana, recomendo a leitura de *White Malice*, de Susan Williams. Londres: Hurst & Co., 2021.

28. A "gangue dos quatro" é o nome dado às vezes ao grupo formado por Diane Abbott, Paul Boateng, Keith Vaz e Bernie Grant. Estou dando o benefício da dúvida ao uso da palavra "gangue" neste contexto.

29. Naomi Campbell, National Portrait Gallery. Disponível em: <https://www.npg.org.uk/collections/search/person/mp66255/naomi-campbell>. Acesso em: 27 ago. 2024.

30. Equipe editorial Black History Month UK, "Dr. John Anthony Roberts QC: The First Person of African Ancestry to Be Made a QC in England and Wales". In: B:M2023, 2015. Disponível em: <https://www.blackhistorymonth.org.uk/article/section/bhm-firsts/dr-john-anthony-roberts-qc>. Acesso em: 27 ago. 2024.

31. Graeme Wearden, "Prudential's Thiam to Be FTSE 100's First Black Chief Executive". *Guardian*, 2009. Disponível em: <https://www.theguardian.com/business/2009/mar/19/prudential-black-chief-executive>. Acesso em: 27 ago. 2024.

32. David Meyer, "There Are Now Zero Black Executives at the Top of Corporate Britain". *Fortune*, 2021. Disponível em: <https://fortune.com/2021/02/03/there-are-now-zero-black-executives-at-the-top-of-corporate-britain>. Acesso em: 27 ago. 2024.

33. Hirsch, *Brit(ish)*, 2018.

34. Tricia Hersey, *Rest Is Resistance: Free Yourself from Grind Culture and Reclaim Your Life*. Londres: Octopus, 2022, p. 3. [Ed. bras.: *Descansar é resistir: Um manifesto*. Rio de Janeiro: Fontanar, 2024.]

35. Ibid.

36. Ibid.

37. Ibid., p. 7.

38. Anatoly Liberman, "Blessing and Cursing". Oxford University Press Blog, 2016. Disponível em: <https://blog.oup.com/2016/10/bless-word-etymology/>. Acesso em: 1 out. 2024.

## 2. BELEZA [pp. 73-118]

1. Nikki Giovanni, "Poem for Flora". In: *Reason I Like Chocolate (& Other Children's Poems)*, n. 4. Smithsonian Folkways Recordings. Folkways Records, 1976. Disponível em: <https://open.spotify.com/intl-pt/track/4ZNYkhGMAwUs YxNjT8ZEeV?_authfailed=1>. Acesso em: 27 ago. 2024.

2. Louisa Clarence-Smith, "Distinctive Cottage in One of Wimbledon's Most Desirable Streets to Be Sold at Auction". *Wimbledon Guardian*, 2015. Disponível em: <https://www.wimbledonguardian.co.uk/news/11808610.distinctive-cottage-in-one-of-wimbledons-most-desirable-streets-to-be-sold-atauction>. Acesso em: 27 ago. 2024.

3. Sir Peter Hirsch FRS, professor emérito de engenharia de materiais. Universidade de Oxford. Disponível em: <https://www.materials.ox.ac.uk/peoplepages/hirsch.html>. Acesso em: 27 ago. 2024.

4. Escrevi sobre a história do meu avô no livro *Brit(ish)*. Meu tio-avô fez um relato detalhado de sua infância à Biblioteca Britânica, "National Life Stories: An Oral History Of British Science Professor Sir Peter Hirsch, Interviewed By Dr. Thomas Lean". In: *British Library*, C1379/84, 2012-13. Disponível em: <https://sounds.bl.uk/related-content/TRANSCRIPTS/021T-C1379X00 84xx-0000A1.pdf>. Acesso em: 12 jan. 2023.

5. "The 'Great Conjunction' of Jupiter and Saturn". NASA, 2020. Disponível em: <https://www.nasa.gov/solar-system/the-great-conjunction-of-jupiter-and-saturn>. Acesso em: 27 ago. 2024.

6. Chani Nicholas, "These Days Are Powerful for Initiating What You Hope Will Be Enduring". Disponível em: <https://x.com/chaninicholas/status/1340342690186108930?s=20>. Acesso em: 27 ago. 2024.

7. Elizabeth Gulino, "The Great Conjunction is Here & It Will Change Everything". *Refinery 29*, 2020. Disponível em: <https://www.refinery29.com/en-us/2020/12/10233129/december-21-great-conjunction-winter-solstice-2021-meaning>. Acesso em: 27 ago. 2024.

8. Walt Whitman, *When I Heard the Learn'd Astronomer*. Nova York: Simon & Schuster Books for Young Readers, 2005.

9. Steven Shapin, "Weber's Science as a Vocation: A Moment in The History of 'Is' and 'Ought'". In: *Journal of Classical Sociology*, 2019. Disponível em: <https://scholar.harvard.edu/files/shapin/files/weber_5-31-19.pdf>. Acesso em: 27 ago. 2024.

10. Em 2019, contribuí com um capítulo de um livro sobre palavras que foram usadas contra as mulheres e escolhi a palavra "profissional", que tem sido usada para deslegitimar os cabelos e corpos das mulheres negras no local de trabalho. Rastreei o conceito até a ideia fundamental das burocracias, tal como concebida por Weber: Afua Hirsch, "Professional". In: Lizzie Skurnick (Org.). *Pretty Bitches: On Being Called Crazy, Angry, Bossy, Frumpy, Feisty, and All the Other Words That Are Used to Undermine Women*. Boston: Seal, 2020.

11. Keith Thomas, *Religion and the Decline of Magic*. Nova York: Charles Scribner's Sons, 197. p. ix. [Ed. bras.: *Religião e o declínio da magia*. São Paulo: Companhia das Letras, 1991.]

12. Walter Benjamin, "The Work of Art in the Age of Mechanical Reproduction". In: Hannah Arendt (Org.). *Illuminations*. Trad. de Harry Zohn. Nova York: Schocken Books, 1969. p. 217.

13. Ver, por exemplo, Saleen Martin. "People Keep Sharing Their AI-Generated Portraits". *USA Today*, 2022. Disponível em: <https://www.usatoday.com/story/tech/2022/12/08/lensa-app-ai-portraits-trend/10857825002>. Acesso em: 27 ago. 2024.

14. Tony Ho Tran, "Image Apps Like Lensa AI Are Sweeping the Internet and Stealing from Artists". *The Daily Beast*, 2022. Disponível em: <https://www.thedailybeast.com/how-lensa-ai-and-image-generators-steal-from-artists>. Acesso em: 27 ago. 2024.

15. Prisma Labs, "Seeing Plenty of Thoughts Online About the Future of Digital Art". Disponível em: <https://x.com/PrismaAI/status/1600136437759807489>. Acesso em: 27 ago. 2024.

16. Kojo Koram, *Uncommon Wealth: Britain and the Aftermath of Empire*. Londres: John Murray, 2022.

17. Graham Harvey, *Indigenous Religions: A Companion*. Londres: Cassell, 2000. pp. 77-8.

18. Ibid., p. 12.

19. "Number of People Who Identified as Wiccan and Pagan in the 2021 Census". *UK Office of National Statistics*, 2021. Disponível em: <https://www.ons.gov.uk/aboutus/transparencyandgovernance/freedomofinformationfoi/numberofpeoplewhoidentifiedaswiccanandpaganinthe2021census>. Acesso em: 27 ago. 2024.

20. Laura Pitcher, "The Magic Touch". *Elle! UK Magazine*, 2023. Disponível em: <https://www.elle.com/uk/life-and-culture/culture/a42798881/magic-touch-witchcraft>Acesso em: 27 ago. 2024.

21. Claire Jones, "Witchtok: The Witchcraft Videos with Billions of Views". *BBC News*, 2022. Disponível em: <https://www.bbc.com/news/newsbeat-63403467>. Acesso em: 27 ago. 2024.

22. *Tester v. ThermoLase*, Calif. Superior Court (s. F. County, caso 995285) citado em A. James, "Hair Removal Methods: Laser History and Current Issues". *Quackwatch*, 2001. Disponível em: <https://quackwatch.org/related/hair/laserhistory>. Acesso em: 27 ago. 2024.

23. Amber Bhargava, "Beauty and the Geek: The Engineering Behind Laser Hair Removal". *Illumin Magazine: A Review of Engineering in Everyday Life*, Viterbi Escola de Engenharia, Universidade do Sul da Califórnia, 2012. Disponível em: <https://illumin.usc.edu/beauty-and-the-geek-the-engineering-behind-laser-hair-removal>. Acesso em: 27 ago. 2024.

24. Lawrence Livermore National Laboratory, "Education: How Lasers Work". *NIF & Photon Science*, 2012. Disponível em: <https://lasers.llnl.gov/education/nifs-guide-how-lasers-work>. Acesso em: 27 ago. 2024.

25. Rebecca Herzig, *Plucked: A History of Hair Removal*. Nova York: NYU Press, 2015. p. 17.

26. Laura Capon, "This Is How Much the Average Woman Spends on Her Appearance in Her Lifetime". *Harper's Bazaar*, 2017. Disponível em: <https://www.harpersbazaar.com/uk/beauty/make-up-nails/news/a40441/average-british-woman-money-spend-beauty-products/?visibilityoverride>. Acesso em: 27 ago. 2024.

27. Naomi Wolf, *The Beauty Myth: How Images of Beauty Are Used Against Women*. Nova York: HarperCollins, 2002. pp. 26-7. [Ed. bras.: *O mito da beleza: Como as imagens de beleza são usadas contra as mulheres.* Rio de Janeiro: Rosa dos Tempos, 2018.]

28. Spencer Feingold, "What Is the 'Pink Tax' and How Does It Hinder Women?". *World Economic Forum*, 2022. Disponível em: <https://www.weforum.org/agenda/2022/07/what-is-the-pink-tax-and-how-does-it-hinder-women/#:~:text=Gender%2Dbased%20price%20disparities%20are,equal%20access%20to%20economic%20participation>. Acesso em: 27 ago. 2024.

29. Larry Light, "There's a Pink Tax on Women". *Forbes*, 2022. Disponível em: <https://www.forbes.com/sites/lawrencelight/2022/02/12/theres-a-pink-tax-on-women>. Acesso em: 27 ago. 2024.

30. Herzig, op. cit., p. 17.

31. Ibid., p. 27.

32. Ibid., p. 46.

33. Ibid.

34. Darwin, *Descent of Man*, p. 235 (da edição inglesa). [Ed. bras. *A origem do homem e a seleção sexual*. Rio de Janeiro: Garnier, 2019.]

35. Numerosos folhetos e anúncios que descrevem Krao dessa maneira permanecem em domínio público. Ver, por exemplo, "'Krao', the 'Missing Link': A Living Proof of Darwin's Theory of the Descent of Man: Special Lectures [...] All Should See Her". *Wellcome Collection*. Disponível em: <https://wellcomecollection.org/works/hg6f5bkx>. Acesso em: 27 ago. 2024.

36. Hugh Schofield, "Human Zoos, When Real People Were Exhibits". *BBC News*, 27, 2011. Disponível em: <https://www.bbc.com/news/magazine-16295827>. Acesso em: 27 ago. 2024.

37. Ann Garascia, "The Freak Show's 'Missing Links': Krao Farini and the Pleasures of Archiving Prehistory". In: *Journal of Victorian Culture* v. 21, n. 4, pp. 433-55, 2016. Disponível em: <https://academic.oup.com/jvc/article-abstract/21/4/433/4095186?redirectedFrom=fulltext>. Acesso em: 27 ago. 2024.

38. Por exemplo, Krao é descrita como "feliz por nunca ter sido explorada. Ela atuava e se exibia, tomando as próprias decisões, durante a maior parte da vida adulta. Era livre para fazer o que quisesse e passou seus últimos vinte anos em um apartamento privado, recebendo convidados e vizinhos com sua culinária e personalidade encantadoras". "Krao, the Missing Link". *The Human Marvels*. Disponível em: <https://www.kickassfacts.com/krao-the-missing-link/>. Acesso em: 27 ago. 2024.

39. "Trouble about a Hybrid", American and Commercial Advertiser. *Julia Pastrana Online*, 1855. Disponível em: <https://juliapastranaonline.com/items/show/13>. Acesso em: 27 ago. 2024.

40. Charles Wilson, "An Artist Finds a Dignified Ending for an Ugly Story". *New York Times*, 2013. Disponível em: <https://www.nytimes.com/2013/02/12/arts/design/julia-pastrana-who-died-in-1860-to-be-buried-in-mexico.html>. Acesso em: 27 ago. 2024.

41. Herzig, *Plucked*, pp. 53-6.

42. "The Gouraud Will Case". *New York Times*, 1877. Disponível em: <https://www.nytimes.com/1877/10/16/archives/the-gouraud-will-case.html>. Acesso em: 27 ago. 2024.

43. "The Price of Beauty: The Dangerous Cosmetics Used Until the 20th Century". *BBC HistoryExtra*. Disponível em: <https://www.historyextra.com/period/modern/dangerous-cosmetics-worst-beauty-treatments-20th-century-treatments-arsenic-mercury-cantharidin/>. Acesso em: 27 ago. 2024.

44. Herzig, op. cit., p. 59.

45. 1 Reis 10,1-2.

46. Novo Testamento, Mt 12,42; ver também Lc 11,31.

47. M. G. Smith, Roy Augier e Rex Nettleford, *The Rastafari Movement in Kingston, Jamaica*. Kingston: University College of West Indies, 1960. p. 5.

48. Escrevi extensamente sobre o assunto em *Brit(ish)*, 2018.

49. *African Renaissance: When Art Meets Power: Episode 1*, BBC, 2020. Disponível em: <https://www.bbc.co.uk/programmes/m000lwf2>. Arca da Aliança em 12:22. Acesso em: 27 ago. 2024.

50. Calendário etíope. Disponível em: <https://www.ethiopiancalendar.net>. Acesso em: 27 ago. 2024.

51. Wafaa Abdulaali, "Echoes of a Legendary Queen". In: *Harvard Divinity Bulletin*, verão/outono 2012. Disponível em: <https://bulletin.hds.harvard.edu/echoes-of-a-legendary-queen/>. Acesso em: 27 ago. 2024.

52. Alcorão 27,30-1.

53. Wafaa Abdulaali, op. cit.

54. Houda al-Naamani, "Liman el-Ardh Limanellah" ("Whose Earth Is It? Whose God Is It?"). Dōr Huda al-Na'mōni, 2006. pp. 74-8.

55. Alicia Ostriker, "Wisdom of Solomon". In: *The Nakedness of the Fathers: Biblical Visions and Revisions*. New Brunswick, NJ: Rutgers University Press, 1997.

56. Cântico dos Cânticos 1,5.

57. Afua Hirsch, "Toni Morrison's Stories Shaped Me, and Made Me Tell My Own". *Guardian*, 2019. Disponível em: <https://www.theguardian.com/commentisfree/2019/aug/07/toni-morrison-stories-shaped-mixed-race-girl-write>. Acesso em: 27 ago. 2024.

58. Por exemplo, Benjamin Edidin Scolnic, "Why Do We Sing the Song of Songs on Passover?". *Conservative Judaism* 48, pp. 53-4, 1996. Disponível em: <https://www.rabbinicalassembly.org/sites/default/files/assets/public/jewish-law/holidays/pesah/why-do-we-sing-the-song-of-songs-on-passover.pdf>. Acesso em: 27 ago. 2024.

59. Harnaam Kaur website oficial. Disponível em: <http://harnaamkaur.com>. Acesso em: 27 ago. 2024.

60. "Mo'Nique Doesn't Believe in Leg Shaving". *Huffington Post*, 2010. Disponível em: <https://www.huffpost.com/entry/monique-goes-all-natural_n_429842>. Acesso em: 27 ago. 2024.

61. Afua Hirsch, "Brides with Bristles". *Guardian*, 2013. Disponível em: <https://www.theguardian.com/lifeandstyle/2013/may/19/hairy-women-in-ghana>. Acesso em: 27 ago. 2024.

62. Zvi Bar'el, "How Damascus and Mosul Became the Arab World's Plastic Surgery Hotspots". *Haaretz*, 2019. Disponível em: <https://www.haaretz.com/middle-east-news/2019-05-04/ty-article/.premium/how-damascus-

and-mosul-became-the-arab-worlds-plastic-surgery-hotspots/0000017f-e3af-d7b2-a77f-e3af44860000>. Acesso em: 27 ago. 2024.

63. Essam Sabry Hafez, "Syrian Women Still Get Cosmetic Surgery Despite War". *Al-Monitor*, 2022. Disponível em: <https://www.al-monitor.com/originals/2022/09/syrian-women-still-get-cosmetic-surgery-despite-war>. Acesso em: 27 ago. 2024.

64. Daniel Makki, "Syria's New Budget Is in and the Big Winner Is Botox". *Middle East Eye*, 2022. Disponível em: <https://www.middleeasteye.net/news/syria-new-budget-big-winner-botox>. Acesso em: 27 ago. 2024.

65. Bar'el, op. cit.

66. "Cosmetic Surgery Market Is Expected to Reach around USD 71.93 Billion by 2030" (Dados por Contrive Datum Insights). *GlobeNewswire*, 2023. Disponível em: <https://www.globenewswire.com/news-release/2023/2/9/2605410/0/en/Cosmetic-Surgery-Market-Is-Expected-To-Reach-around-USD-71-93-Billion-by-2030-Grow-at-a-CAGR-Of-3-7-during-Forecast-Period-2023-To-2030-Data-By-Contrive-Datum-Insights-Pvt-Ltd.html>. Acesso em: 27 ago. 2024.

67. Essam Sabry Hafez, "Syrian Women Still Get Cosmetic Surgery Despite War". *Al-Monitor*, 2022. Disponível em: <https://www.al-monitor.com/originals/2022/09/syrian-women-still-get-cosmetic-surgery-despite-war>. Acesso em: 27 ago. 2024.

68. Rob Haskell, "Bella From the Heart: On Health Struggles, Happiness, and Everything In Between". *Vogue*, 2022. Disponível em: <https://www.vogue.com/article/bella-hadid-cover-april-2022>. Acesso em: 27 ago. 2024.

69. "Bella Hadid Says She 'Regrets' Her Teenage Nose Job". *Arab News*, 2022. Disponível em: <https://www.arabnews.com/node/2042986/lifestyle>. Acesso em: 27 ago. 2024.

70. Jia Tolentino, "The Rise of the Instagram Face". *New Yorker*, 2019. Disponível em: <https://www.newyorker.com/culture/decade-in-review/the-age-of-instagram-face>. Acesso em: 27 ago. 2024.

71. Miramargiela, "Bella Hadid Saying She Wished She Kept the Nose of Her Ancestors Makes Me Really Sad". Disponível em: <https://x.com/amirat-jx/status/1503771875687739396?s=20>. Acesso em: 27 ago. 2024.

72. "PIP Breast Implants". NHS, 2023. Disponível em: <https://www.nhs.uk/conditions/pip-implants/>. Acesso em: 27 ago. 2024.

73. Jenna Rosenstein, "Yolanda Hadid Just Revealed That She Removed Her Botox, Fillers, and Breast Implants". *Harper's Bazaar*, 2019. Disponível em: <https://www.harpersbazaar.com/beauty/health/a25895636/yolanda-hadid-fillers-botox-dissolved/>. Acesso em: 27 ago. 2024.

74. Ruth Njoroge, Tom Nyamache e Isaac Tarus, *Fashion and Beauty, A Historical Perspective*. Londres: LAP Lambert, 2012. p. 18.

75. Calin Van Paris, "How to Pull Off TikTok's 'Crying Girl' Makeup Trend". *Vogue*, 2022. Disponível em: <https://www.vogue.com/article/tik tok-crying-makeup-pro-tips#intcid=_vogue-bottom-recirc_9896491c-9d04-46ae-bc09-06b4f83fa6e3_text2vec1>. Acesso em: 27 ago. 2024.

76. 'Storm Ciara', Wikipedia (n.d). Disponível em: <https://en.wikipedia.org/wiki/Storm_Ciara>. Acesso em: 27 ago. 2024.

77. Em 2021, a *Forbes* avaliou a Fenty Beauty em 1,4 bilhão de dólares e confirmou que Rihanna possui uma participação de 50%, contribuindo para sua riqueza pessoal, que a inclui no rol dos bilionários. Madeleine Berg, "How the Singer Became the Richest Female Musician on the Planet. Hint: It Wasn't From Performing". *Forbes*, 2021. Disponível em: <https://www.forbes.com/sites/maddieberg/2021/08/04/fentys-fortune-rihanna-is-now-officially-a-billionaire/?sh=5d33f2047c96>. Acesso em: 27 ago. 2024.

78. Afua Hirsch, "Rihanna Talks New Music, Fenty Skincare & Her Plans to Have '3 or 4 Kids'". *Vogue*, 2020. Disponível em: <https://www.vogue.co.uk/news/article/rihanna-new-album-vogue-interview>. Acesso em: 27 ago. 2024.

79. Lauren Valenti e Chloe Adams, "Here's What You Need to Know About Preventative Botox in Your 20s". *Vogue*, 2022. Disponível em: <https://www.vogue.com/article/preventative-botox-injections-twenty-somethings-expert-guide-wrinkles-fine-lines-eyes-lips-forehead>. Acesso em: 27 ago. 2024.

80. Ibid.

81. Nina Wolpow, "Plastic Surgeons Are Mostly Men, But Their Patients Are Mostly Women". *Racked*, 2017. Disponível em: <https://www.racked.com/2017/8/16/16135076/plastic-surgery-gender-gap>. Acesso em: 27 ago. 2024.

82. Tony Scianna, "Report: Almost 2/3 of Executives in the Beauty Industry Are Men". *Global Cosmetic Industry*, 2022. Disponível em: <https://www.gcimagazine.com/brands-products/news/news/22068577/report-almost-23-of-executives-in-beauty-industry-are-men>. Acesso em: 1 out. 2024.

## 3. SEXUALIDADE [pp. 119-67]

1. Grace Nichols, "One Continent / To Another". In: *I is a long memoried woman*. Londres: Karnak House, 1983. p. 6.

2. Ver, por exemplo, o trabalho da designer ganense norte-americana Emma Okyere "Modern Natured Featured on The Miami Talks Blue Carpet". *Modern Natured*, 2022. Disponível em: <https://modernnatured.com/blogs/newsfeed/modern-natured-miami-blue-carpet>. Acesso em: 27 ago. 2024.

3. Jacqueline Laurean Yates, "Waist Beads Are the Exquisite Adornments Tied to Empowering Women, Celebrating Rich Culture". *Good Morning America*, 2021. Disponível em: <https://www.goodmorningamerica.com/style/story/waist-beads-exquisite-adornments-tied-empowering-women-celebrating-78586233>. Acesso em: 27 ago. 2024.

4. Margaret Carey, *Beads and Beadwork of East and South Africa*. Aylesbury: Shire Books, 1986.

5. A. Imran, *A Brief History of Egyptian Jewellery*, 2005, citado em Malek Appiah Affum, "Beads in the Krobo Culture", 2009. Disponível em: <https://thegadangme.com/wp-content/uploads/2016/02/Beads-in-the-Krobo-Culture.pdf>. Acesso em: 27 ago. 2024.

6. Ruth Njoroge, Tom Nyamache e Isaac Tarus, *Fashion and Beauty, A Historical Perspective*. Londres: LAP Lambert, 2012. p. 52.

7. Amanda Hesser, "A Night Out With: The Skinny Women; Thin in a Den of Fat". *New York Times*, 1999. Disponível em: <https://www.nytimes.com/1999/04/18/style/a-night-out-with-the-skinny-women-thin-in-a-den-of-fat.html>. Acesso em: 27 ago. 2024.

8. Ver, por exemplo, Tristen Lee, "Are the '90s Responsible for Our Filter-Obsessed Generation?". *Harpers Bazaar*, 2020. Disponível em: <https://www.harpersbazaar.com/uk/fashion/a34052490/are-the-90s-responsible-for-our-filter-obsessed-generation/>. Acesso em: 27 ago. 2024.

9. Vesta E. Adu-Gyamfi, Peter Arthur e Kwabena Asubonteng, "The Poetics of Traditional Ghanaian Beads". *Global Journal of Human Social Science*, v. 15, n. 2, p. 43, 2015.

10. Makau Mutua, "Sexual Orientation and Human Rights: Putting Homophobia on Trial". In: S. Tamale (Org.). *African Sexualities*. Cape Town: Pambazuka Press, 2011. p. 452.

11. Zethu Matebeni, Surya Monro e Vasu Reddy (Orgs.). *Queer in Africa: LGBTQI Identities, Citizenship and Activism*. Londres: Routledge, 2018. p. 2.

12. Você pode ouvir essa histórica canção hi-life em: Kwame Asare, feat. The Kumasi Trio, "Yaa Amponsah". *YouTube*, 2011. Disponível em: <https://www.youtube.com/watch?v=abEImhTW_Zw>. Acesso em: 27 ago. 2024.

13. Ruth Njoroge, Tom Nyamache e Isaac Tarus, *Fashion and Beauty, A Historical Perspective*. Londres: LAP Lambert, 2012. p. 54.

14. George Hagan, "The Place of Beads in Ghanaian Culture". *Ghana Culture Magazine*, n. 2, pp. 14-6, 2009.

15. Eugenia W. Herbert, *Red Gold of Africa: Copper in Precolonial History*. Wisconsin: University of Wisconsin Press, 1984. p. 267.

16. Vesta E. Adu-Gyamfi, Peter Arthur e Kwabena Asubonteng, "The Poetics of Traditional Ghanaian Beads". In: *Global Journal of Human Social Science*, v. 15, n. 2, p. 45, 2015.

17. "Instagram Celebrities Behind the Modern Corset Boom". *Ad Age*, 2016. Disponível em: <https://adage.com/article/digital/instagram-celebrities-modern-corset-boom/302923>. Acesso em: 27 ago. 2024.

18. "Corsets and Waist Trainers: How Celebrities and Influencers Have Driven Our Modern Obsession with Shapewear". *The Conversation*, 2022. Disponível em: <https://theconversation.com/corsets-and-waist-trainers-how-celebrities-and-influencers-have-driven-our-modern-obsession-with-shapewear-183859>. Acesso em: 27 ago. 2024.

19. Quando os restos mortais de quatrocentos africanos na época escravizados foram encontrados no baixo Manhattan, em um local agora preservado como African Burial Ground (Cemitério Africano), a presença de cordões de cintura em torno dos restos mortais das mulheres enterradas foi considerada um detalhe particularmente significativo sobre suas origens e práticas rituais. Cheryl J. L. La Roche, "Beads from the African Burial Ground, New York City: A Preliminary Assessment". In: *BEADS: Journal of the Society of Bead Researchers*, n. 6, v. 6, 1994.

20. Hannah Madeya, "Celebrating Carnival with African-Caribbean Students Association". *The Hawk Newspaper*, 2022. Disponível em: <https://sjuhawknews.com/27483/features/celebrating-carnival-with-african-caribbean-students-association>. Acesso em: 27 ago. 2024.

21. Edisana Stephen, "Waist Beads Helped Me Fall Back in Love with My Body". *Refinery 29*, 2022. Disponível em: <https://www.refinery29.com/engb/african-waist-beads-self-love>. Acesso em: 27 ago. 2024.

22. A recuperação arqueológica de miçangas importadas feitas de pedra, metal e conchas de locais da Idade da Pedra Final e da Idade do Ferro em toda a África Ocidental sugere o desenvolvimento do comércio regional de miçangas pelo menos no primeiro milênio d.C. Christopher R. DeCorse, François G. Richard, e Ibrahima Thiaw, "Toward a Systematic Bead Description System: A View From The Lower Falemme, Senegal". *Journal of African Archaeology*, v. 1, n. 1, pp. 77-109, 2003.

23. Heather Radke, *Butts: A Backstory.* Portland, OR: Avid, 2022. p. 19.

24. Felicity Hayward, *Does My Butt Look Big in This?.* Londres: Greenfinch, 2022.

25. Por exemplo, na *Vogue* de 1998, quando foi revelado que pediram a Oprah que perdesse peso antes da sessão de fotos para a capa, e ela perdeu: Dominic Hines, "Anna Wintour Ordered Oprah Winfrey to Lose 20 lb Before Appearing on *Vogue* Cover". *Daily Mail*, 2009. Disponível em: <https://www.dailymail.co.uk/tvshowbiz/article-1184436/Anna-Wintour-ordered-Oprah-Winfrey-lose-20lb-appearing-Vogue-cover.html>. Acesso em: 27 ago.

2024. Comparar com a *Vogue* de 2015, com dicas de como evidenciar seu grande bumbum: "5 Butt-Sculpting Classes to Work Your Best Asset All Summer". *Vogue*, 2015. Disponível em: <https://www.vogue.com/article/summer-fitness-butt-glutes-workout-classes>. Acesso em: 27 ago. 2024.

26. "Milk Milk Lemonade" (feat. Amber Rose e Method Man). *Inside Amy Schumer, YouTube*, 2015. Disponível em: <https://www.youtube.com/watch?v=HeiSx5MNDvg>. Acesso em: 27 ago. 2024.

27. "Global Buttock Augmentation Market Size, Share & Trends Analysis Report by Product, by End-use (Hospitals, Aesthetic Clinics), by Region (North America, Europe, APAC, Latin America, MEA), and Segment Forecasts 2021-2028". *Grand View Research*, 2021. Disponível em: <https://www.grandviewresearch.com/industry-analysis/buttock-augmentation-market>. Acesso em: 27 ago. 2024.

28. Shannon Dawson, "Blac Chyna Goes Under the Knife to Explant Her Butt and Breast Implants". *Madam Noire*, 2023. Disponível em: <https://madamenoire.com/1337910/blac-chyna-removies-butt-implants>. Acesso em: 27 ago. 2024.

29. "Cardi B Urges Caution with Cosmetic Procedures". *Just Jared*, 2022. Disponível em: <https://www.justjared.com/2022/12/08/cardi-b-urges-caution-with-cosmetic-procedures>. Acesso em: 27 ago. 2024.

30. Gabriella Paiella, "Wait, What: The Week in WAP". *GQ Magazine*, 2020. Disponível em: <https://www.gq.com/story/the-week-in-wap>. Acesso em: 27 ago. 2024.

31. Ver o brilhante documentário da jornalista Poppy Begum para uma vasta discussão sobre o assunto. *Queens of Rap*, Channel 4, 2021. Disponível em: <https://www.channel4.com/programmes/queens-of-rap>. Acesso em: 27 ago. 2024.

32. Afua Hirsch, "Court Hears Doctor Performed FGM on New Mum". *Sky News*, 2015. Disponível em: <https://news.sky.com/story/court-hears-doctor-performed-fgm-on-new-mum-10374801>. Acesso em: 27 ago. 2024.

33. Recomendo *Woman at Point Zero*, de Nawal El-Saadawi (Londres: Zed Books, 2015) e *Desert Flower: The Extraordinary Journey of a Desert Nomad*, de Waris Dirie (Nova York: William Morrow, 1998). [Ed. bras.: *Flor do deserto*. São Paulo: Hedra, 2001.]

34. Asia Grace, "I'm 'slut-shamed' for breastfeeding in public — just because I'm busty". *NY Post*, 2022. Disponível em: <https://nypost.com/2022/12/01/mom-breastfeeding-in-public-is-slut-shamed>. Acesso em: 27 ago. 2024.

35. Por exemplo, ver Ben Offringa, "What is Considered 'Sexually Explicit' in a Social Media Hiring Report?". *The Social Intelligence Blog*, 2018. Dis-

ponível em: <https://fama.io/post/what-is-considered-sexually-explicit-in-a-social-media-hiring-report>. Acesso em: 27 ago. 2024.

36. Afua Hirsch, "Half of Children Have Viewed Porn Online". *Sky News*, 2015.

37. Sally Weale, "One in 10 Children Have Watched Pornography by Time They Are Nine". *Guardian*, 2023. Disponível em: <https://www.theguardian.com/society/2023/jan/31/one-in-10-children-have-watched-pornography-by-time-they-are-nine>. Acesso em: 27 ago. 2024.

38. "Age of First Exposure to Pornography Shapes Men's Attitudes Toward Women". *American Psychological Association*, 2017. Disponível em: <https://www.apa.org/news/press/releases/2017/08/pornography-exposure>. Acesso em: 27 ago. 2024.

39. Jess Cartner-Morley, "Balenciaga Apologises for Ads Featuring Bondage Bears and Child Abuse Papers". *Guardian*, 2022. Disponível em: <https://www.theguardian.com/fashion/2022/nov/29/balenciaga-apologises-for-ads-featuring-bondage-bears-and-child-abuse-papers>. Acesso em: 27 ago. 2024.

40. Audre Lorde, "Uses of the Erotic: The Erotic as Power". In: *Sister Outsider: Essays and Speeches by Audre Lorde*. Trumansburg, NY: Crossing Press, 1984. [Ed. bras.: "Usos do erótico: O erótico como o poder". In: *Irmã outsider: Ensaios e conferências*. São Paulo: Autêntica, 2019.]

41. Simona Galatchi, "Eroticism or Pornography at the Indian Tantric Temples from the Tenth to Twelfth Centuries". In: Nadia Anghelescu (Org.). *Discourses on Love in the Orient*. Bucareste: Universidade de Bucareste, 2002.

42. Galatchi, "Eroticism or Pornography at the Indian Tantric Temples", p. 64.

43. Ibid.

44. Xeque Nefzaui, *A Manual of Arabian Erotology* (16th Century). Londres e Benares: Kama Shastra Society, 1886.

45. Nefzaui, op. cit., p. 1.

46. Nefzaui, op. cit., p. 2.

47. Alison M. Downham Moore, "Modern European Sexological and Orientalist Assimilations of Medieval Islamicate 'ilm al-bah to erotology'". *History of the Human Sciences*, v. 36, n. 5, p. 6, 2021.

48. Nefzaui, op. cit., p. 32.

49. Laurence Galian, "The Centrality of the Divine Feminine in Sufism", publicado nos Anais da 2ª Annual Hawaii International Conference on Arts & Humanities, 2004.

50. Ver imagem da capa da edição de 1935 da Agence Livre, Cinéma et Audiovisuel en Nouvelle-Aquitaine (ALCA). Disponível em: <https://alca-nou-

242

velle-aquitaine.fr/fr/centre-de-ressources/le-jardin-parfume>. Acesso em: 27 ago. 2024.

51. Paulo Coelho, *The Alchemist*. Nova York: HarperCollins, 1999. [Ed. bras.: *O alquimista*. São Paulo: Paralela, 2017.]

52. Hirsch, *Brit(ish)*, 2018. p. 75.

53. Max de Haldevang, "Why Do We Still Use the Term 'Sub-Saharan Africa'?". *Quartz Africa*, n. 1, 2016. Disponível em: <https://qz.com/africa/770350/why-do-we-still-say-subsaharan-africa>. Acesso em: 27 ago. 2024.

54. Howard Fendrich, "At Wimbledon, Jabeur Makes History as First African Woman in Pro Slam Final". *Associated Press*, Bloomberg, 2022. Disponível em: <https://www.bloomberg.com/news/articles/2022-07-07/at-wimbledon-jabeur-1st-woman-from-africa-in-pro-slam-final>. Acesso em: 27 ago. 2024.

55. Tweet de Adlene Guedioura, 2019. Disponível em: <https://x.com/AdleneGUEDIOURA/status/1153041736945610752?s=20&t=EVe3b3Bszg8tjb-n0Yuri2w>. Acesso em: 27 ago. 2024.

56. Hisham Aïdi, "National Identity in the Afro-Arab Periphery: Ethnicity, Indigeneity and (anti)Racism in Morocco". *The Project on Middle East Political Science, POMEPS*, s.d. Disponível em: <https://pomeps.org/national-identity-in-the-afro-arab-periphery-ethnicity-indigeneity-and-antiracism-in-morocco>. Acesso em: 27 ago. 2024.

57. Paul Silverstein, "Berbers, Blacks, Jews: The Colonial Legacies and Racial Politics of the Amazigh Revival". *UCLA Center for Near Eastern Studies*, 2021. Disponível em: <https://www.international.ucla.edu/cnes/article/241748>. Acesso em: 27 ago. 2024.

58. SWANA Alliance. Disponível em: <https://swanaalliance.com/about>. Acesso em: 27 ago. 2024.

59. Para uma abordagem clássica desse legado do Império na África, ver: Richard Morrock, "Heritage of Strife: The Effects of Colonialist 'Divide and Rule' Strategy upon the Colonized Peoples". *Science & Society*, v. 37, n. 2, 1973.

60. Michael Greshko, "These Early Humans Lived 300,000 Years Ago — But Had Modern Faces". *National Geographic*, 2017. Disponível em: <https://www.nationalgeographic.com/history/article/morocco-early-human-fossils-anthropology-science>. Acesso em: 27 ago. 2024.

61. Mohamed Chtatou, "Discovering the Amazigh People and Their Culture". *Eurasia Review*, 2022. Disponível em: <https://www.eurasiareview.com/26052022-discovering-the-amazigh-people-and-their-culture-analysis>. Acesso em: 27 ago. 2024.

62. Sara Topol, "Berber Revival's First Big Sell: Convince Libyans They're All Berbers". *The Atlantic*, 2011. Disponível em: <https://www.theatlantic.com/

international/archive/2011/11/berber-revivals-first-big-sell-convince-libyans-theyre-all-berbers/249100>. Acesso em: 27 ago. 2024.

63. Essa definição foi acordada no primeiro Conselho Mundial dos Povos Indígenas, em outubro de 1975.

64. Manvir Singh, "It's Time to Rethink the Idea of the Indigenous". *New Yorker*, 2023. Disponível em: <https://www.newyorker.com/magazine/2023/02/27/its-time-to-rethink-the-idea-of-the-indigenous>. Acesso em: 27 ago. 2024.

65. Chtatou, "Discovering the Amazigh People", 2022.

66. Sara Topol, "After Centuries of Oppression, a Libyan Minority Sees Hope in Qaddafi's Fall". *The Atlantic*, 2011. Disponível em: <https://www.the-atlantic.com/international/archive/2011/11/after-centuries-of-oppression-a-libyan-minority-sees-hope-in-qaddafis-fall/249099/>. Acesso em: 27 ago. 2024.

67. Aïdi Hisham, "National Identity in the Afro-Arab Periphery: Ethnicity, Indigeneity and (anti)Racism in Morocco". *The Project on Middle East Political Science, POMEPS*, s.d. Disponível em: <https://pomeps.org/national-identity-in-the-afro-arab-periphery-ethnicity-indigeneity-and-antiracism-in-morocco>. Acesso em: 27 ago. 2024.

68. Ramzi Rouighi, *Inventing the Berbers: History and Ideology in the Maghrib, The Middle Ages Series*. Filadélfia: University of Pennsylvania Press, 2019. p. 312.

69. Kasbah Riad Dar Daïf, em Ouarzazate. Disponível em: <https://dardaif.ma/en/hotel-kasbah-dar-daif-ouarzazate-morocco/>. Acesso em: 27 ago. 2024.

70. Vu de Dar Daïf. Disponível em: <https://dardaif.ma/en/warzazat>. Acesso em: 27 ago. 2024.

71. Michael Greshko, op. cit.

72. Diarna é uma organização que trabalha para preservar no âmbito digital as histórias físicas e orais das comunidades judaicas no Oriente Médio e no norte de África. Disponível em: <http://archive.diarna.org/site/detail/public/23>. Acesso em: 27 ago. 2024.

73. Essa anedota me foi contada pela população local, mas também está registrada neste arquivo: <http://archive.diarna.org/site/detail/public/23>. Acesso em: 27 ago. 2024.

74. David Nicholls, "Imitation Game: Exploring the Issue of Cultural Appropriation in Interior Design". *House and Garden*, 2018. Disponível em: <https://www.houseandgarden.co.uk/article/imitation-game>. Acesso em: 27 ago. 2024.

75. Por exemplo, em 2023, a Ikea estava vendendo um tapete que descreveu como "inspirado nos berbere", chamado Marstrup. Disponível em: <https://www.ikea.com/gb/en/p/marstrup-rug-low-pile-beige-80482132/>. Acesso em: 27 ago. 2024.

76. Zubeida Senousi, "Morocco Inspires Roberto Cavalli's Latest Collection". *Morocco World News*, 2018. Disponível em: <https://www.moroccoworldnews.com/2018/09/253953/morocco-inspires-roberto-cavallis-latest-collection>. Acesso em: 27 ago. 2024.

77. "Women in Berber Culture". *Fanack*, 2020. Disponível em: <https://fanack.com/morocco/culture-of-morocco/women-in-berber-culture/>. Acesso em: 27 ago. 2024.

78. Art Review, "Jazzy Geometry, Cool Quilters". *New York Times*, 2002. Disponível em: <https://www.nytimes.com/2002/11/29/arts/art-review-jazzy-geometry-cool-quilters.html>. Acesso em: 27 ago. 2024.

79. Stephen, "Waist Beads", 2022.

80. Vesta E. Adu-Gyamfi, Peter Arthur e Kwabena Asubonteng, "The Poetics of Traditional Ghanaian Beads". *Global Journal of Human Social Science*, v. 15, n. 2, p. 46, 2015.


## 4. PELE [pp. 168-94]

1. *.the temple of her skin* é um projeto de documentário visual que explora as histórias e a estética a respeito de mulheres africanas e nossas jornadas de tatuagem e escarificação. Disponível em: <https://www.thetempleofherskin.com>. Acesso em: 27 ago. 2024.

2. Jodi Bieber, *Soweto*. Joanesburgo: Jacana Media, 2010. p. 11.

3. Philip Harrison, *South Africa's Top Sites: The Struggle*. Joanesburgo: Spearhead, 2004. p. 37.

4. Christopher Lynn, *Tattooing in North America Pre- and Post-Cook's Polynesian Encounter: Contemporary and Aboriginal Convergence in Form and Function*, 2015. p. 14.

5. Erin Ingram, "Tattooing and Scarification in Ancient Nubia: Teenage Rebellion or Cultural Norm?". In: *Beiträge zur Sudanforschung*. 12. ed. Viena: Citypress, 2017. p. 132.

6. Mais duas mulheres contemporâneas com tatuagens também foram encontradas, recuperadas do pátio triangular norte do complexo mortuário de Mentuhotep II por H. E. Winlock em 1923. Elas foram identificadas como núbias com base na morfologia do crânio, cor da pele e características faciais em representações artísticas. Ibid., p. 132.

7. "Tattooed Owners of the World's Oldest Carpets Get Health Check After 2,200 Years". *Siberian Times*, 2017. Disponível em: <http://siberiantimes.com/science/casestudy/news/n0861-tattooed-owners-of-the-worlds-oldest-carpets-get-health-check-after-2200-years/?fbclid=IwAR1qSNU-

4aKv6s9c8HiiswOtlQnYmtrH-4W9xmVV4hQujZpOirGAITBmD44yo>. Acesso em: 9 nov. 2022.

8. Aaron Deter-Wolf, Benoît Robitaille, Lars Krutak e Sébastien Galliot, "The World's Oldest Mummies". *Journal of Archaeological Science*, n. 5, pp. 19-24, 2016.

9. Andrew Gillreath-Brown, Aaron Deter-Wolf, Karen R. Adams, Valerie Lynch-Holm, Samantha Fulgham, Shannon Tushingham, William D. Lipe e R. G. Matson, "Redefining the Age of Tattooing in Western North America: A 2000-year-old artifact from Utah". *Journal of Archaeological Science: Reports*, n. 24, pp. 1064-75, 2019.

10. Kelley Hays-Gilpin e Ramson Lomatewawa, "Some Contemporary Pueblo Perspectives on Archaeology in the Pueblo World". *Kiva*, v. 78, n. 3, p. 329, 2013.

11. Gayle Keck, "Discovering the Archeology of Tattooing". *The Archeological Conservancy*, 2018. Disponível em: <https://www.archaeologicalconservancy.org/discovering-the-archeology-of-tattooing/?fbclid=IwAR-3lLLxd-nQ8rx5N8eqRCj23VJefuk2bC6CK5UBDmlnhOxoL8HKbv2ZQbhw>. Acesso em: 11 nov. 2022.

12. Eyo Mensah, Idom Inyabri e Eyamba Mensah, "Modern Tattoos in Nigeria: The Discourse of Tattoo Consumption among Female Youth in Nigeria". *Communicatio*, v. 44, n. 3, p. 56, 2018.

13. Ibid.

14. Heidi Gengenbach, "Boundaries of Beauty: Tattooed Secrets of Women's History in Magude District, Southern Mozambique". *Journal of Women's History*, v. 14, n. 4 , pp. 106-41. Baltimore: Johns Hopkins University Press, 2003.

15. Sarah Bond, "Tattoo Taboo? Exploring The History of Religious Ink and Facial Tattoos". *Forbes*, 2016. Disponível em: <https://www.forbes.com/sites/drsarahbond/2016/09/09/ahistoryofreligioustattoos>. Acesso em: 27 ago. 2024.

16. Ibid.

17. Possivelmente em parte devido à admoestação em Levítico 19,28, que diz: "Não fareis incisões no corpo por algum morto e não fareis nenhuma tatuagem. Eu sou Iahweh".

18. Bronwen Douglas, "'Cureous Figures': European Voyagers and Tatau/Tattoo in Polynesia, 1595-1800". In: Nicholas Thomas, Anna Cole e Bronwen Douglas (Orgs.). *Tattoo: Bodies, Art and Exchange in the Pacific and the West*. Londres: Reaktion Books, 2005. pp. 33-53.

19. Fareed Kaviani, "Becoming Heavily Tattooed in the Postmodern West: Sacred Rite, 'Modern Primitivism', or Profane Simulation?". Tese de doutorado, Universidade La Trobe, 2017. p. 11.

20. Ibid., p. 19.

21. Ibid., p. 20.

22. Jordanna Bailkin, "Making Faces: Tattooed Women and Colonial Regimes". *History Workshop Journal*, v. 59, p. 46. Oxford: Oxford University Press, primavera 2005.

23. Victoria Sherrow, *For Appearance' Sake: The Historical Encyclopedia of Good Looks, Beauty, and Grooming*. Westport, CT: Greenwood, 2001. p. 252.

24. Ibid.

25. Jordanna Bailkin, op. cit., p. 48.

26. Ibid., p. 35.

27. Samuel Steward, *Bad Boys and Tough Tattoos: The Social History of the Tattoo Gun*. Nova York: Taylor & Francis, 2003.

28. Mary Kosut, "Tattoos and Body Modification". In: James D. Wright (editor-chefe), *International Encyclopedia of the Social & Behavioral Sciences*. 2. ed. Oxford: Elsevier, 2015. v. 24, pp. 32-8.

29. Ed Hardy, *Tattootime*. Berkeley, CA: Hardy Marks, 1983.

30. Kaviani, op. cit., p. 8.

31. Devon Preston, "Tattoo Artist Doreen Garner Breaks Down Racism in the Industry". *InkedMag*, 2022. Disponível em: <https://inkedmag.com/original-news/doreengarner>. Acesso em: 27 ago. 2024.

32. Ibid.

33. Parth Shah, "For Tattoo Artists, Race Is in the Mix When Ink Meets Skin". NPR, 2016. Disponível em: <https://www.npr.org/sections/codeswitch/2016/12/01/503014301/for-tattoo-artists-race-is-in-the-mix-when-ink-meets-skin>. Acesso em: 27 ago. 2024.

34. Beverley Yuen Thompson, *Covered in Ink*. Nova York: New York University Press, 2015. p 27.

35. Touka, 2022. Disponível em: <https://www.stockholmalternative.com>. Acesso em: 27 ago. 2024.

36. Provas por escrito apresentadas pelo Mental Health Foundation ao Parlamento (MISS0019). Disponível em: <https://committees.parliament.uk/writtenevidence/7709/pdf/>. Acesso em: 27 ago. 2024. A pesquisa descobriu que 41% das mulheres afirmaram ter mais opiniões negativas sobre a própria aparência depois da gravidez.

37. British Association of Aesthetic Plastic Surgeons, "Cosmetic Surgery Stats". *BAAPS*, 20 maio 2019. Disponível em: <https://baaps.org.uk/about/news/1708/cosmetic_surgery_stats_number_of_surgeries_remains_stable_amid_calls_for_greater_regulation_of_quick_fix_solutions>. Acesso em: 27 ago. 2024.

38. Ibid.

39. Lisa Smith Kilpela, Carolyn Black Becker, Nicole Wesley e Tiffany Stewart, "Body Image in Adult Women: Moving Beyond the Younger Years". *Advances in Eating Disorders*, v. 3, n. 2, pp. 144-64, 2015. Disponível em: <https://www.ncbi.nlm.nih.gov/pmc/articles/PMC4452130/>. Acesso em: 27 ago. 2024.

40. Mental Health Foundation, Body Image Report 2019, baseado em uma pesquisa realizada pela YouGov a 4505 adultos do Reino Unido, para explorar a relação entre a imagem corporal e a saúde mental das pessoas. Disponível em: <https://www.mentalhealth.org.uk/our-work/research/body-image-how-we-think-and-feel-about-our-bodies/body-image-later-life>. Acesso em: 27 ago. 2024.

41. Carolyn Black Becker, Phillippa C. Diedrichs, Glen Jankowski e Chelsey Werchan, "I'm Not Just Fat, I'm Old: Has the Study of Body Image Overlooked 'Old Talk'?". *Journal of Eating Disorders*, v. 1, n. 1, p. 6, 2013.

42. Sara M. Hofmeier, Cristin D. Runfola, Margarita Sala, Danielle A. Gagne, Kimberly A. Brownley e Cynthia M. Bulik, "Body Image, Aging, and Identity in Women Over 50: The Gender and Body Image (GABI) Study". *Journal of Women Aging*, v. 29, n. 1, p. 3, 2017.

43. Shina Nova, "Will Travel Four Hours to Get My Face Tattooed". Disponível em: <https://www.instagram.com/p/CXH5Gf1llXI/?hl=en-gb>. Acesso em: 27 ago. 2024.

44. Ross Howerton, "Meet the First Naval Officer with Tō Moko". *Tattoodo*, 2017. Disponível em: <https://www.tattoodo.com/articles/meet-the-first-naval-officer-with-t-moko-12406>. Acesso em: 12 jan. 2023.

## EPÍLOGO: MORTE [pp. 195-217]

1. Alice Walker, *Possessing the Secret of Joy*. Nova York: Vintage, 1993. p. 104. [Ed. bras.: *O segredo da alegria*. Rio de Janeiro: José Olympio, 2022.]

2. Stephen Dowling, "The Complicated Truth About a Cat's Purr". *BBC Future*, 2018. Disponível em: <https://www.bbc.com/future/article/20180724-the-complicated-truth-about-a-cats-purr>. Acesso em: 27 ago. 2024.

3. Dan Millman, *Way of the Peaceful Warrior*. Novato, CA: H. J. Kramer, 2000. [Ed. bras.: *O caminho do guerreiro pacífico*. São Paulo: Pensamento, 2014.]

4. Ibid.

5. John Mbiti, *African Traditional Religions and Philosophy*. Londres: Longman, 1970. p. 1.

6. "Ghanaians 'Worship, Celebrate, Value' the Dead Than the Living — Duncan-Williams". *GhanaWeb*, 2018. Disponível em: <https://www.ghanaweb.com/GhanaHomePage/NewsArchive/Ghanaians-worship-celebrate-value-the-dead-than-the-living-Duncan-Williams-698007>. Acesso em: 27 ago. 2024.

7. Ghana Statistical Service, *Ghana Living Standards Survey*, 2019. Disponível em: <https://www.statsghana.gov.gh/gssmain/fileUpload/pressrelease/GLSS7%20MAIN%20REPORT_FINAL.pdf>. Acesso em: 27 ago. 2024.

8. Sun Life, "Cost of Dying Report", 2018. Disponível em: <http://sunlife.co.uk/ costofdying2018>. Acesso em: 29 dez. 2022.

9. Jeffrey Kluger, "Why Americans Are Uniquely Afraid to Grow Old". *Time Magazine*, 2022. Disponível em: <https://time.com/6257805/americans-aging-resistance/?utm_source=roundup&utm_campaign=20230202>. Acesso em: 27 ago. 2024.

10. Barbara Stucki, "Managing the Social Clock: The Negotiation of Elderhood Among Rural Asante of Ghana". Evanston: Northwestern University, 1995. p. 82.

11. Daniel Gross e Jonathan Watts, "Olympics Media Village Built on 'Sacred' Mass Grave of African Slave". *Guardian*, 2016. Disponível em: <https://www.theguardian.com/world/2016/jul/21/olympics-media-village-sacred-grave-african-slaves-rio-games>. Acesso em: 27 ago. 2024.

12. Rachel Monroe, "The Bodies in the Cave". *New Yorker*, 2022. Disponível em: <https://www.newyorker.com/magazine/2022/10/10/the-bodies-in-the-cave>. Acesso em: 27 ago. 2024.

13. Ibid.

14. Samuel J. Redman, *Prophets and Ghosts: The Story of Salvage Anthropology*. Cambridge: Harvard University Press, 2021.

15. Essa produção de *A aula de piano*, de August Wilson, foi exibida no Ethel Barrymore Theatre, em Nova York, de outubro de 2022 a janeiro de 2023. Disponível em: <https://pianolessonplay.com/>. Acesso em: 27 ago. 2024.

16. Harry J. Elam, Jr., *The Past as Present in the Drama of August Wilson*. Ann Arbor: University of Michigan Press, 2006.

17. *Um limite entre nós* foi indicado por melhor filme no Oscar de 2017. Viola Davis ganhou o prêmio de melhor atriz coadjuvante por sua performance.

18. Sony Jalarajan Raj e Soumya Jose, "Recognition and Edification of the Relic of the Past: An Inquiry into August Wilson's *The Piano Lesson*". *Journal of Development Management and Communication*, v. 1, n. 1, jan./mar. 2014.

19. Christopher B. Bell, "August Wilson's Legacy Felt Strongly by Those Who Perform His Works". *August Wilson Journal*, v. 2, verão 2020. Disponível em: <https://augustwilson.pitt.edu/ojs/augustwilson/article/view/61>. Acesso em: 27 ago. 2024.

20. August Wilson, *The Piano Lesson*. Nova York: Dutton, 1990, marcações de cena no fim do Ato II, p. 56.

21. Valerie Boyd, *Wrapped in Rainbows: The Life of Zora Neale Hurston*. Nova York: Scribner, 2004. p. 162.

22. Zora Neale Hurston, *Barracoon*. Nova York: Amistad, 2018. p. 113.

23. Como descreveu Cheryl A. Wall (1948-2020), professora de inglês na Rutgers e especialista em Zora Neale Hurston.

24. Meagan Flynn, "Zora Neale Hurston: 87 Years After Writing of 'The Last Black Cargo', the Book Is Being Published", 2018. Disponível em: <https://www.washingtonpost.com/news/morning-mix/wp/2018/05/02/zora-neale-hurston-87-years-after-she-wrote-of-the-last-black-cargo-the-book-is-being-published/>. Acesso em: 27 ago. 2024.

25. Afua Hirsch, "Why the Extraordinary Story of the Last Slave in America Has Finally Come to Light". *Guardian*, 2022. Disponível em: <https://www.theguardian.com/books/2018/may/26/why-the-extraordinary-story-of-the-last-slave-in-america-has-finally-come-to-light>. Acesso em: 27 ago. 2024.

26. Entrevista com Deborah Plant realizada pela autora, 10 maio 2018.

27. Alice Walker, op. cit., p. 104.

TIPOGRAFIA Adriane por Marconi Lima
DIAGRAMAÇÃO Osmane Garcia Filho
PAPEL Pólen Natural, Suzano S.A.
IMPRESSÃO Bartira, março de 2025

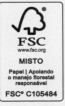

A marca FSC® é a garantia de que a madeira utilizada na fabricação do papel deste livro provém de florestas que foram gerenciadas de maneira ambientalmente correta, socialmente justa e economicamente viável, além de outras fontes de origem controlada.